新编实用护士手册

主　编
关兰荣

副主编
李保红　李晓斌

编著者
（按姓氏笔画排列）

王翠花　王新胜　冯　越　刘　军　刘玉萍
刘正红　刘淑梅　关兰荣　寻丽彬　祁　丽
苏秀霞　杜会改　李玉芳　李保红　李晓斌
李领香　张林红　孟京花　赵金荣　姚　欣
葛志银　葛林明　鲁爱华　戴卫红　魏　璇

金盾出版社

内 容 提 要

本书分为管理篇、理论篇、技能篇、临床护理篇，介绍了各级护理专业管理人员的职责、行为规范，全程优质服务措施和工作程序，等级护理规定，突发问题处理，急救技术操作，常用药物使用和配制方法，各科疾病及特殊检查项目的交接班等内容。适合初级、中级护理专业人员阅读，可作为护理专业人员的工作标准和护校学员的参考资料。

图书在版编目(CIP)数据

新编实用护士手册/关兰荣主编;李保红,李晓斌副主编. -- 北京 : 金盾出版社,2010.10
ISBN 978-7-5082-6317-5

Ⅰ.①新… Ⅱ.①关…②李…③李… Ⅲ.①护理学—手册 Ⅳ.①R47-62

中国版本图书馆 CIP 数据核字(2010)第 048477 号

金盾出版社出版、总发行

北京太平路 5 号(地铁万寿路站往南)
邮政编码:100036 电话:68214039 83219215
传真:68276683 网址:www.jdcbs.cn
封面印刷:北京精美彩色印刷有限公司
彩页正文印刷:北京兴华印刷厂
装订:双峰印刷装订有限公司
各地新华书店经销

开本:787×1092 1/16 印张:10.5 字数:200 千字
2010 年 10 月第 1 版第 1 次印刷
印数:1～8 000 册 定价:22.00 元

前　　言

随着现代护理事业的蓬勃发展，护理学科已与其他学科相互渗透、融汇贯通，护理已不再是简单的体力或手工劳动。现代护理专业人员需要一批通过专业知识的培训，具备丰富的理论知识和实践经验，掌握现代应用科学的全方位人才。由于现代医学模式的转变，以及健康观念的更新，人们对健康问题非常关注，护理服务的范围已不再局限于躯体的、生理的护理，而是扩展到对"人的生命过程中的各个不同阶段健康问题"的照顾，使护理服务的方向日益人性化、个性化。因此，护士须承担起集医疗、护理、预防、保健、康复等诸多方面为一体的全面服务的重担，护理工作面临着许多新挑战，对护士的个人素质也提出了更高的要求。目前，顺应时代发展，提高自身素质服务，为护理对象提供高质量、使病人高度满意的护理，已成为护理人员的最重要的任务。为了满足护理人员对现代护理知识的需求，帮助护士更好的适应现代临床护理实践，为病人提供最佳的护理服务，特组织编写了《新编实用护士手册》一书。

本书分为四篇，第一篇为管理篇，介绍了各级护理专业管理人员职责，护士行为规范，全程优质服务措施，临床护理工作程序，医院计算机管理规定，护士执业许可，护理工作与法规，医疗垃圾管理；第二篇为理论篇，介绍了整体护理，心理素质培养，护患关系，健康教育，护理记录等；第三篇为技能篇，介绍了等级护理规定，突发问题处理方法，急救技术操作程序，常用急救药物配备，临床常用监护指标及参考数据，常规检验正常值，药物配制方法，常用物品准备和消毒灭菌，物体和环境表面消毒等；第四篇为临床护理篇，重点介绍了临床各科疾病及临床特殊检查的要点和护理交接班内容。

本书针对初级、中级护理人员编写，力求把"以人为本"的整体护理观念及方法贯穿于其中，突出身心护理及健康教育，贴近临床实际，顺应未来发展，具有较强的实用性和超前性，内容既通俗易懂，又有一定深度，可作为护理专业人员的工作标准和护校学员的参考资料。

笔者在编写过程中，得到了所在医院领导的高度重视和热情鼓励，以及各科室主任、护士长的鼎力相助，在此表示深深的谢意。

由于时间仓促和经验有限，书中如有欠缺或不妥，恳请读者指教。

编　者

目　录

第一篇　管 理 篇

第二篇　理 论 篇

第三篇　技能篇

第四篇　临床护理篇

附　录

第一篇 管理篇

一、护理专业管理人员职责

(一)各级管理人员职责范围

1. 护理部主任

(1)在院党委、院首长领导下,负责组织实施全院临床护理、护理教学和护理科研,以及护理管理工作。

(2)负责组织全院护理工作规划、年度工作计划、质量监测控制方案的制定、实施、检查和总结。

(3)深入科室,指导护理工作。参加重大手术、急危重症、疑难病例的会诊和抢救,并组织有效护理工作实施。定期进行护理查房,检查指导临床护理、护理文书书写、消毒隔离措施的落实,病区管理及物资保管等工作。

(4)定期召开护士长会议,分析护理质量,及时发现问题,总结经验,提出改进措施。

(5)掌握各科室护理人员的流动情况,根据科室任务变化,负责护理人员的临时调配。

(6)负责组织护理人员的业务训练、人才培养和技术考核,安排护理教学、进修和实习人员的培训。

(7)运用国内外护理先进技术,组织开展新业务、新技术和护理科研工作。

(8)检查并督促全院护理人员履行职责,认真执行各项规章制度和技术操作常规,严防事故差错和医院感染。

(9)掌握护理人员思想状况、业务能力和工作表现,提出考核、晋升、奖惩和培养使用意见。

2. 护理部助理员

(1)在护理部主任领导下,分工负责护理工作的教学、训练、科研和聘用护士的管理工作。

(2)负责草拟护理部工作计划和总结,处理日常事物。

(3)经常深入科室,负责病区管理和各项护理工作质量检查,征求伤病员意见,发现问题及时解决,必要时向主任报告。

(4)经常检查护理的各项规章制度和技术操作常规的执行情况。对护理事故、差错认真调查分析,及时报告。

(5)拟订全院护理学术活动计划及护理人员技术考核内容,具体安排进修、实习护士的培训。

(6)了解护理学科发展动态,及时向主任提供相关信息资料。

(7)负责护理人员技术档案资料的收集、整理和各种登记、统计工作。

(8)承办院首长、护理部主任临时交办的工作任务。

3. 临床科护士长

(1)在科主任领导和护理部主任指导下,负责本科护理、护理教学和科研工作,以及负责病区护理组织和业务技术管理工作。

(2)负责组织本科年度护理工作计划、护理质量监测控制方案的制订、实施、检查和总结。

(3)督促检查本科护理人员认真执行医嘱和各项规章制度,遵守护理技术操作常规,预防事故、差错和医院感染。

(4)掌握全科护理工作情况,负责本科护理人员排班。参加科主任查房、科内会诊和术前、疑难病例及死亡病历讨论。组织本科护理查房和护理会诊,参加并指导重危、大手术和抢救伤病员的护理。负责审修护理病历。

(5)组织本科护理业务训练和技术考核,安排进修、实习护士的培训,并担任教学。

(6)组织开展护理新业务、新技术和科研工作,总结经验,撰写学术论文。

(7)定期组织伤病员学习,经常了解伤病员的病情、思想和生活情况,开展心理护理,做好卫生宣教和病区管理工作。

(8)负责或指定专人负责各类仪器、设备和药品、器材的管理,以及卫生被服的清领、报销和各种登记、统计工作。

(9)掌握本科护理人员的思想状况、业务能力、工作表现,提出考核、晋升、奖惩和培养使用意见。

4. 总护士长职责

(1)在护理部主任的领导和科主任的业务指导下,负责分管科室的护理管理工作。

(2)根据护理部的护理工作计划,结合具体情况制订本科的护理工作计划,并指导各病区护士长组织实施。

(3)教育与指导全科护理人员树立爱岗敬业的事业心、强化质量意识,确保执行医嘱、规章制度和技术操作规程的正确性,严防差错事故的发生。

(4)深入本科各病区参加晨会交接班,检查危重病人的护理,组织疑难护理问题的会诊与床边查房;对复杂的技术和新开展的护理业务,要亲自指导并参加部分实践。

(5)随同科主任查房,了解对护理工作的要求及存在的问题,加强医护合作与沟通。

(6)定期组织本科护理人员学习专科护理知识,落实规范化培训与继续教育计划,提高护理人员的素质。

(7)负责组织实施护理专业学生及进修人员的临床教学与实习工作。

(8)组织护士长和护理骨干开展护理科研,定期组织经验交流与专科护理新技术的研究,培训专科护士,提高专科护理水平。

(9)定期深入各病区了解患者的病情、思想和对护理工作的要求;督促指导各病区的护理工作,并提出改进措施。

(10)负责全科护理质量的督导,按照护理部制订的护理质量指标体系及各病区的专科护理质量标准,定期组织检查或随机检查,及时发现问题,及时指导病区护士长有针对性地整改，确保基础护理质量和专科护理质量的稳定与提高。

(二)护理技术职称人员职责范围

1. 临床科主任护师

(1)在本科主任、护士长领导下进行护理、护理教学和科研工作。

(2)参加并指导重危、疑难病人的护理和专科特别护理，以及抢救工作。指导护理查房，解决本科复杂、疑难护理问题。参加科主任查房，检查重危、疑难伤病员护理计划的执行情况，指导下级护理人员书写护理病历。

(3)协助护理部主任对全体护理人员进行业务技术训练和考核。

(4)组织本科护理人员和进修、实习护士的培训，并负责授课。

(5)掌握国内外护理学科的发展动态，开展并指导下级护理人员开展新业务、新技术和护理科研工作，总结经验撰写学术论文。

副主任护师在科主任、护士长领导和主任护师指导下，履行主任护师职责的相应部分。

2. 临床科主管护师

(1)在本科主任、护士长领导和正(副)主任护师指导下，进行护理、护理教学和科研工作。

(2)参加临床护理，完成护士长安排的各班、各项护理工作。承担难度较大的护理技术操作，协助护士长进行护理管理。参加重危伤病员的抢救与专科特别护理。

(3)制订重危、疑难、大手术伤病员的护理计划，书写护理病历，指导护师(士)实施身心护理。

(4)参加科主任查房，全面了解本组伤病员的病情和治疗情况，解决较复杂、疑难护理问题。

(5)担任护理教学，帮助护师(士)提高专业理论和技术操作水平，指导进修和实习护士的培训。

(6)运用国内外先进护理技术，开展新业务、新技术和护理科研，总结经验，撰写学术论文。

(7)按照分工，做好病区药品、器材管理。

(8)协助本科护士长做好行政管理和队伍建设工作。

3. 临床科护师(护士)

(1)在本科主任、护士长领导和上级护师的指导下进行护理工作。

(2)负责完成各班、各项护理工作，正确执行医嘱和技术操作规程，严格交接班制度和等级护理巡视查房制度，严格查对各项制度和消毒、隔离制度，预防事故、差错和医院感染。

(3)严密观察伤病员的病情变化，做好重危伤病员的护理。协助医师进行各种诊疗工作，负责采集各种送检标本。

(4)参加护理查房。在上级护师的指导下制定护理计划，书写护理病历。

(5)参加护理教学，承担进修、实习护士的临床带教工作。

(6)学习国内外先进护理技术，开展新业务、新技术，参加护理科研工作，并总结经验，撰写学术论文。

(7)宣传有关卫生知识，给病人介绍住院规则。经常征求病员意见，改进护理工作。了解病员的思想动态，开展心理护理，关心照顾病人，满足病人的需求，在出院前做好卫生保健宣教工作。

(8)做好病房管理。办理伤病员出院、入院、转科、转院手续。按照分工，各负其责，做好药品器材、卫生被服、办公用品等的清领、保管和各种登记、统计工作。

二、护士行为规范

(一)电话礼节

在医院里或与院外沟通交流信息时，使用电话的机会和频率越来越高，规范也日趋广泛。因此，在“电话交际”中注重礼节，也是护士职业交际礼仪中十分重要的内容之一。首先，电话铃响三声以内接电话，向对方问好并首先介绍本科室或单位，然后再询问对方找谁或有何事需要帮忙。与对方讲话的态度要亲切和蔼，声调应和缓、悦耳。若欲找之人不在时，应客气地告诉对方其去向或询问对方是否需要帮助转达或留字条。应注意掌握电话交谈的时间，一般不超过 3 分钟。不能边吃东西边接电话，或自言自语使对方感到茫然或困惑，更不能出言不逊。接完电话，放电话时动作要轻。

(二)服务用语

1. 称呼用语 例如，首长、老同志、同志、大叔、大妈、阿姨、大姐、先生、女士、小姐、小朋友。

2. 接待用语 您好、请进、请坐、谢谢、对不起、请谅解、再见、慢走、请走好。

3. 电话用语 例如，您好！××科，请问您找哪位？怎么称呼您？请您稍等，就来。

很抱歉，××现在不在，请问您有什么事情需要我为您转达吗？

4. 导医台服务用语 可使用以下用语。

您好！欢迎您到我院就诊！

您好！您有什么事需要我帮忙吗？

您好！您取什么检查结果？

好的！您稍等！给您！

请您排好队，按先后顺序挂号、交费，好吗？

您的检查项目不在这里，请到××做检查。

您还有什么事，我尽力帮您去做。

谢谢！请走好！

别客气！您慢走！

5. 门急诊挂号处服务用语 举例如下，同志，请问您挂哪个科室的号，挂号费××元。这是您的挂号票和找您的钱，请您当面点清。

请您拿好病历、挂号票，到××科就诊。

您好！办理住院手续吗？

好的！您稍等！给您！请到收费处办理交费手续！

6. 护理服务用语

您好！欢迎您到我院就诊。

您请坐，我给您办理住院手续。

您哪不舒服？请您解开衣服，我为您做检查。

我是您的责任护士，我姓×，我带您到××号病床。

这是您的床，这是您的床头柜，请您安心休息，如有需要办理的事，可以随时和我们联系。

请您放心，我会常来巡视看望您。

您有什么需要可随时找我，希望您配合我们的治疗。

您的家属不在不要紧，我们一定像亲人一样为您服务。

您准备好了吗？现在我给您做治疗，请不要紧张。

××同志，您好，今天您出院了，这是您的药，请您每天坚持服用。

您的病情如有变化，请您及时来院就诊。

祝您早日康复！您对我们的工作有什么意见和要求，请填写在意见卡上。

7. 对待表扬时用语　××同志，请您不必客气，这是我们应该做的。

8. 对待批评时用语　感谢您给我们提出的批评意见，我们一定改正。

9. 拒收患者钱、物时用语　救死扶伤是我们的职责，谢谢您的好意，您的钱(物)我们不能接受，请您谅解。

(三)全程优质服务措施

1. 全程服务有"七声"　即：病人来时有"迎接"声，给药治疗时有"解释"声，手术前后有"宣教"声，操作失误时有"道歉"声，病人合作有"感谢"声，病人询问有"回答"声，病人出院时有"送别"声。

2. 亲情服务"八个一"　即：一套洗漱用具；一壶开水，倒一杯热水；一块手帕；一束生日鲜花；第一餐饮食落实；一份服务承诺；一张联系卡；一次随访调查。

3. 新病人入院服务

(1)详细介绍院规、院貌、科室环境。

(2)协助病人入病房，酌情搀扶病人，主动提物品、行李等。

(3)见面时先说"您好！请坐！"并送上一杯水、递上一块手帕和一张联系卡。

(4)通知经治医生。

4. 病人入病房后服务

(1)选择适当的称呼，不直呼床号。

(2)工作时间内，责任护士或责任组长在24小时内与病人见面，先自我介绍，再介绍科主任、经治医师、护士长，并告之联系方式；进行入院评估，了解病人情况，介绍治疗情况，宣传护理常识；进行病房安全教育，提醒病人注意防滑，并根据病人的具体情况，采取不同的安全措施，如卧床病人防止坠床使用护栏等。

(3)实施“首问负责制”。当病人及陪伴向医护人员询问时,应随问随答、耐心解释,若答复不能令询问者满意或问题不能马上解决,应向相关人员移交,并及时反馈给病人。

(4)经常深入病房,了解病人的需求,病人服、床单、被套、枕套随脏随换,每日整理床单位2次,保证床单在2周内必须更换1次。

(5)加强夜间查房。熄灯前要做好危重病人及老年病人晚间护理,准备好尿壶、便器,值班人员要及时清洁处理。

(6)做到因人施护,根据老年人的生理特点进行护理,老年人记忆力差,护理时要耐心细致多做解释、反复提醒,并用多种形式(文字、图片等)进行宣传教育。

(7)病人做各项检查时,协助其做好各种准备,检查注意事项,并用文字交代清楚,以免遗忘。检查时,“导诊”护士应做到耐心、细致、周到,防止发生意外,并做到敬老爱幼,保证老干部优先检查。

(8)责任护士或责任组长必须每日与病人交流。

(9)护士长每日应与本科室每位病人见面,观察病情,检查床单是否整洁,了解病人对责任护士是否满意、呼叫是否能及时回答等,并征求病人对护理工作的意见和建议。

5. 护士为病人治疗操作规范

(1)病人入院后首次服药或中途增加新药时,应解释药物的作用、不良反应及需要注意的事项。

(2)通知病人做检查时,讲清检查的目的和注意事项。如遇到病人不在病房,应发出通知牌,提醒病人回来后与护士联系。

(3)注射操作时应帮助病人松衣解带,注射过程确实做到“二快一慢”(即进针拔针快、推药慢)。

(4)输液操作时做到:在进针时评估服务对象的静脉情况,尤其要把握老年人静脉脆滑、不固定的特点,争取一次成功;在输液过程中严密管理,治疗药液现配现用,经常巡视注意观察,及时接瓶和解决输液患者就餐问题。

6. 出院期间服务

(1)责任护士做好出院指导,根据病人的个体情况,教给病人出院康复训练的方法,交代复诊的时间及需要寻求医务人员帮助的途径,介绍出院手续的办理程序,对行动不便的患者应协助办理有关手续。

(2)每个病房建立留言本,以便病人留下宝贵意见。

(3)协助医保病人结账。

三、临床护理工作程序

为使临床护理工作秩序规范化,除适应各护理单元的临床具体护理工作外,下列工作程序应统一。

(一)护士长每周主要工作程序

科室护士长除处理每日临时性工作外，每日必须完成本周安排的固定工作。上午10：00以前无特殊情况不得离开病区。

(二)护士交接班程序

1. 早交班

(1)早交班：全体护士必须参加。其交班形式、站立姿势见《护士行为规范》。

(2)程序：科主任宣布：人员到齐，请交班→夜班护士口述交班内容→值班医生交班→科主任、护士长分别进行小结，布置当日工作重点及注意事项。

(3)护士早交班内容

①病人流动情况。出科人数(出院、转出、死亡)、入科人数(新入、转入)、病人总数、手术人数、病危人数、一级护理人数。

②出院。只报告床号、姓名、诊断。

③死亡。简述经过和诊断。

④入院(转入)患者。床号、姓名、诊断，简述病情与处置。若夜班病情及生命体征平稳，可不详交。交班重点是交代有何病情变化，已做何处理，下一班应注意的事项等。

⑤病危患者。同上。

⑥手术病人。床号、姓名、诊断、手术名称、回科时间，全麻清醒时间，其余同上。另交代切口敷料、引流、排尿情况。

⑦拟手术病人。床号、姓名、拟行手术名称，术前医嘱执行情况，晨起生命体征平稳时可不详交，有异常时是否已作处置。

2. 床边交接班

(1)日间由护士长带领进行，晚夜班由当班护士交接。其站立姿势、交接对象，详见《护士行为规范》。

(2)先由当班护士报告病人姓名、年龄、诊断、病情、本班治疗、护理情况、处置完成情况、待完成工作及下一班要注意事项。

(3)护士长利用此机会进行提问或小讲课。

(三)护理查房程序

不论护理查房还是教学查房，每月至少进行一次，特殊病例应随时查房，查房时间应上报护理部。其位置、要求、参加人员详见《护士行为规范》。程序与内容如下：

1. 主讲人介绍病例　内容包括姓名、年龄、入院时间、主诉、主要症状与体征，主要辅助检查结果、诊断、主要治疗、处置、护理效果、现在状况(包括心理状态)。

2. 护理查体　护士长负责。重点是查阳性体征，以及护理有关的管道、引流、切口、皮肤、监护等情况。

3. 护理计划　主讲人介绍所制定的护理计划。

4. 讨论与提问　围绕护理计划护士进行讨论、修改或补充，护士长根据情况进行提问。

5. 护士长小结 内容包括准备情况、发言、讨论情况。

(1)对该病人现行护理工作进行评价分析。

(2)本次查房收益与不足之处。

(3)今后查房及工作中要注意的问题。

(四)陪护及探视人员管理程序

对陪护及探视人员的管理纳入护理管理。

1. 陪护 根据病情及病人自理能力,由护士长提出,经与科主任、经治医生商定,同意后方可陪护。陪护应服从护士长及护理人员管理,遵守医院及科室有关规章制度及纪律。

2. 探视 探视要在规定时间内进行。

(五)护理人员各种班次日程与周程

1. 护士长工作程序

【日 程】

(1)查看体温本、交班报告及特护记录等文书。

(2)参加早交班并组织床头交接班,重点是新入、危重、手术前后、特殊检查治疗的病人及夜间病情变化的病人。发现问题及时解决并向有关人员交代注意事项。

(3)巡视病房,检查各班护理工作完成情况,急救室、治疗室、换药室、办公室及病区的卫生,遇有问题及时解决。

(4)检查病人开饭情况,了解危重、一级护理病人的饮食护理及进食情况。

(5)向中午班了解病人情况,巡视病房,检查中午班工作的完成质量及病人午休、病区安全情况。

(6)执行每日重点工作,检查次日上午特殊检查治疗的准备情况(包括物品准备及病人准备)。

(7)管理并维持探视秩序,做好卫生宣传工作。

(8)检查医嘱单、治疗执行单及夜间治疗、服药前的准备工作。

【周 程】

周一:上午检查危重、一级护理工作质量,了解病人的要求,下午参加医院或科室组织的理论学习、操作训练。

周二:上午检查病区管理质量(含卫生、消毒工作、床单位的清整、终末处理),下午政治学习,参加院周会。

周三:上午传达院周会,检查治疗室、换药室护士工作质量。

周四:检查表格书写及医嘱处理情况,下午组织医嘱大查对。

周五:上午护理查房,检查并指导护理病历书写,下午检查实习生、进修生教学带教情况。

周六:上午检查毒麻限剧药、急救车,总结一周护理工作。

2. 上午辅助班工作程序(7:30～15:30)

【日 程】

(1)加药、输液。

(2)完成小治疗(雾化吸入、灌肠、热敷等)。

(3)协助卧床及输液病人打饭、打水及其他必需的生活护理。

(4)巡视病房,更换液体。

(5)抄写次日体温本,测量 14:00 生命体征并录入。

(6)协助主班工作。

【周 程】

周一:整理病人多余物品。

周二:清洁湿化瓶、雾化吸入器。

周三:深入病房收集意见。

周四:整理化验单。

周五:参加护理查房。

周六:常规工作,认真履行职责。

3. 总务护士工作程序

【日 程】

(1)参加早交班,协助责任班整理病房。

(2)核对医嘱、体温。

(3)请领本科所需用的表格、办公用品、卫生清扫用品,联系维修医疗器械、门窗等勤杂物。

(4)清整库房,发放办公用品。

(5)给新入院病人发放病衣,出租各种生活用品。

(6)核算病人住院费用,计价,打印发放一日清单。

(7)打印出院医嘱单,整理出院病历,及时送交。

【周 程】

周一:检查并联系维修科内医疗器械及营房设备。

周二:清领医疗器械。

周三:清整库房及清查被服。

周四:参加医嘱大查对。

周五:清领医疗文书表格。

周六:常规总务班工作,认真履行职责。

4. 上午班工作程序(8:00～16:00)

【日 程】

(1)清点公物及毒麻药品。

(2)参加早交班,一级护理以上病人床头交接班。

(3)协助责任班整理病房及床单位,负责搬床及给病人的铺床及终末处理。

(4)加药,更换液体。

(5)办理出入院手续,做好入院介绍和出院指导。

(6)巡视病房,观察病情,保持病区安静整齐有序。

(7)接手术病人,处理急诊病人,执行处理医嘱,执行时间治疗。

(8)测量10：00生命体征并录入。

(9)负责整理护理站卫生及桌面、窗台、水池等。

(10)检查基础护理工作落实情况。

(11)书写交班报告。

【周　程】

周一:整理护理站卫生,更换体温计消毒液。

周二:检查基础护理落实情况,整理护理柜。

周三:彻底清洁吸痰器。

周四:更换体温计消毒液。

周五:参加护理查房,检查毒麻药品。

周六:常规工作,认真履行职责。

5. 责任班工作程序

【日　程】

(1)参加早交班,危重病人床头交接班。

(2)了解新入院病人情况,负责责任区卫生清整。

(3)做常规治疗,处理临时医嘱。

(4)按等级护理要求巡视病房,实施心理护理,落实护理措施,制定重病人护理计划。

(5)协助开饭,了解重病人饮食情况。

(6)巡视病房,做好次日手术及各项检查准备,完成周程。

(7)完成新入院病人的卫生清整,并做好卫生宣教。

(8)评估书写本组病人整体护理病历。

(9)下午清整病房,做好终末处理。

【周　程】

周一:彻底清整床单位,包整床单。

周二:完成基础护理,彻底清整危重及卧床病人卫生。

周三:检查护理病历书写情况,评价护理效果。

周四:进行卫生宣教,实施心理护理,与病人交谈,参加医嘱大查对。

周五:参加护理查房,完成基础护理。

周六:常规工作,认真履行职责。

6. 晚班工作程序(16：00～24：00)

【日　程】

(1)清点公物及毒麻药品,床头交接班。

(2)处理化验单,更换液体,办理入院手续。

(3)巡视病房,观察病情,处理应急问题。

(4)查对上一班医嘱,执行时间,治疗。

(5)负责病区安全,协助晚班护理。

(6)督促探视人员离开病区,督促患者熄灯休息,发蚊香器。
(7)评估书写本组病人整体护理病历。
(8)书写交班报告。
(9)测量 18:00 生命体征并录入。

【周　程】

周一:整理病人一览表。
周二:完成基础护理,整理清洁仪器。
周三:检查平车、轮椅,并及时打气。
周四:查对分级护理标志及饮食。
周五:测量全病区病人体重。
周六:常规工作,认真履行职责。

7. 治疗班工作程序

【日　程】

(1)配发病区口服药。
(2)输液、处理长期医嘱及临时工作。
(3)随时加补输液药物,完成周程。
(4)服药杯初消,清整治疗室卫生。
(5)送服药盘,更换无菌物品,做术前皮试。
(6)打印输液单、服药单、注射单及小治疗单。
(7)核对当日医嘱,清点药物。
(8)清领查对次日药品,整理治疗室卫生。

【周　程】

周一:更换消毒液、软膏缸、镊子罐,清洁紫外线灯管。
周二:检查常规药品并补充,检查紫外线消毒登记情况。
周三:请领酒精、碘酒、器械消毒液。
周四:更换消毒液、软膏缸、镊子罐。整理服药车、治疗车,参加医嘱大查对。
周五:检查补充急救车药品及物品。
周六:彻底清整治疗室卫生。

8. 夜班工作程序(0:00~8:00)

【日　程】

(1)清点公物及毒麻药品,床头交接班。
(2)按时巡视病房,观察病情。
(3)查对医嘱,按级别护理要求巡视病房。
(4)严格查对输液病人液体及药品,按医嘱分组放置。
(5)消毒治疗室、换药室、急救室并做好登记,填写工作量统计。
(6)抽血并督促病人留取标本。做好术前准备。
(7)测量 6:00 生命体征并录入,总结出量并记录。
(8)整理护理站卫生,书写交班报告,交班,送标本。

【周　程】

周一：督促保洁工清扫病区环境卫生。

周二：检查各种文书完成情况。

周三：彻底清整护理站卫生。

周四：彻底清整值班室卫生。

周五：检查各种文书完成情况。

周六：常规夜班工作，认真履行职责。

9. 基础护理班工作程序(6：30～10：30，17：30～21：00)

【日　程】

(1)晨间护理。

(2)清整病区多余物品，督促探视人员离开。

(3)协助病人打饭、打水。

(4)协助责任班整理床单位。

(5)巡视病房，完成基础护理。

(6)协助病人打饭、打水(晚间)。

(7)巡视病房，完成晚间护理，督促陪床人员离开。

(8)维持病房卫生秩序。

【周　程】

周一：清整病人多余物品。

周二：完成基础护理。

周三：清洁输液架。

周四：彻底清洁标本筐。

周五：完成基础护理。

周六：常规工作，认真履行职责。

(六)病区规范化管理模式

1. 病室物品摆放规格化

(1)床单位应排列一致、整齐有序。放置原则是便于医务人员从床的三个方面接触病人。

(2)床头柜上只摆设暖瓶、茶杯、痰杯、药杯。儿科可放奶瓶。

(3)床上二物平整，即床单铺展平整、被子放平整。

(4)保持"三上无物"，即窗台上、床架上、输液架上无衣物及杂物。

(5)坚持"四物"定位、标记统一。

床头牌：位于床尾架中央，床头卡片整齐，按规定填写，项目齐全。

床头柜：放置病床右侧端。

凳子：放置病床近门侧靠近床尾1/3床下，平床沿。

鞋子：床下只放一双鞋子，其他置于放物架上。

2. 病区卫生标准化

(1)三有：包括经常性的清扫保洁制度，有固定的卫生大扫除日，有卫生检查评比制度，有卫生设施定期消毒制度。

(2)四洁：地面、门窗、台(桌)面、各种器具保持清洁。

(3)七无：病区内无蚊蝇，地面无痰渍、无积尘、无污物垃圾、无蜘蛛网，病房内无臭味、无烟味。

(七)工作间(室)规范化要求

要求治疗室、处置室、换药室、护士办公室、更衣室、急救室所有物品定位放置，摆放统一。

1. 标牌　各室悬挂标牌，规格统一。

2. 操作间　均应分为清洁区与污染区。

3. 护士办公室　护士台及办公桌上平时不摆放非办公物品，临时使用的物品用后应及时归位。玻璃板下左边放置临床护理工作程序，右边放置电话号码本。

4. 治疗室　操作台除摆放每日所需输入液体外，平时只摆放一套基础治疗盘，保持清洁；器械柜内物品摆放整齐，每日检查一次，冰箱上不摆放物品；服药车、输液车均定位放置，上层按规定可放注射盘、药盘，下层摆放消毒洗手桶。

5. 换药室、处置室　全院统一，按规定放置。

6. 急救室　急救车放置在便于推动位置。车内物品按医院分级管理规定摆放，并随时处于完备状态；各种急救设施定位放置。

7. 更衣室　保持清洁整齐，所有衣物、鞋均入柜，不得乱挂、乱放。

所有各室均指定人员负责，每日清扫保洁。

(八)护士在输液过程中的注意事项

1. 静脉输液必须严把四关　即上药关、摆药关、核对加药关、输液关。以上各关必须按常规仔细检查，做到瓶盖无松动，瓶体无裂缝，液体无浑浊、无异物、无沉淀等。

2. 输液瓶体　必须标明床号、姓名、药名、剂量。

3. 静脉输液　做到输液液体现配现用。

(1)输液瓶加药后，瓶盖上覆盖消毒棉球。

(2)输液过程中，每 30 分钟巡视一次，检查有无输液反应及局部皮肤情况。

(3)液体空瓶严禁留放在病人处，也不得用此给病人热敷。

(4)发现输液反应，应立即停止输液，并报告医师及时处理。液体及输液器及时送检。同时报告科主任及护士长。

四、医院计算机管理规定

(一)计算机的使用与规范

1. 必须严格执行正常开机、关机。若因人为非正常关机,轻则长时间开机检测,重则整个系统瘫痪。

2. 不允许无关人员使用计算机,长时间不用应将鼠标锁起。

3. 不允许在计算机上玩游戏。

4. 不允许修改计算机上的硬件、软件设置及重装系统。

5. 不允许下载及修改网上的软件。

6. 病毒由接触而感染,科室严禁使用软盘,机关必须使用干净盘(新盘或已经杀毒盘)。

7. 正常的开、关机步骤

(1)开机时先开显示器,再开主机。

(2)关机时先软件关机,再关显示器。

8. 护士离开护士站时,应及时退出护士站计算机工作系统。

(二)打印机的使用与规范

1. 用规定的纸张,保护打印头。

2. 节约用纸,不允许打印与网络工作无关的内容。

3. 逐步学会一些日常的维护,如排除卡纸、装色带等。

(三)护理工作站职责

1. 各护理工作站计算机的安全与使用由所在科室护士长直接负责。

2. 完成规定的信息处理工作(如录入、统计、打印等),以保证整个网络数据的完整、准确、实时。

3. 非正常因素造成损害,应按规定进行处罚。

五、护士执业许可

护士执业许可是政府有关机构依法允许某一有资格的人士从事护理业务及禁止其他不具资格的人士从事护理业务的过程,而护士执业证书必须要能证明其具有执业能力才能发给(见附录一)。注册是政府机构对合格者的一种正式资格登记,经过注册可得到一种资格名称,成为法律承认的护士(见附录二)。《中华人民共和国护士管理办法》对护士执业考试、注册作出了详细规定。

(一)护士执业考试

为实施卫生部令第31号《中华人民共和国护士管理办法》,简称《办法》中的有关规定,推行护士执业考试制度,卫生部医政司委托国家医学考试中心负责出题、信息发放、阅卷等工作。

凡申请护士执业者必须通过卫生部统一组织的执业考试,取得《中华人民共和国护士执业证书》。

1. 报名条件 凡符合卫生部《办法》及所在省、自治区、直辖市卫生厅(局)制订的实施细则规定者,均可以申请护士执业考试。具有以下资格者可以申请护士执业考试。

(1)获得国家部委和省人民政府批准的全日制普通中等专业卫生(护士)学校护理专业毕业文凭。

(2)获得市(地)级以上人民政府批准的卫生(执业)职工中等专业学校护理专业毕业文凭。

(3)获得国外医学院校或护士学校护理专业毕业文凭。

2. 考试时间 护士执业考试每年举行一次,一般是每年上半年举行。近年来,卫生部举行考试时间已成常规,多数在4月份或6月份举行。

3. 报名程序

(1)申请:凡参加护士执业考试者,必须由本人所在学校或单位所在地的市(地)及卫生行政部门提出申请。

(2)提交材料:包括由本人填写的申请表,二寸彩色正面免冠照片3张,毕业证书及身份证明,临床试用证明(即在二级以上医院临床实践3个月以上者为有效),考试费:具体标准按《中华人民共和国护士执业考试暂行规定》办理。

(3)审核上报:市(地)级卫生行政部门应当在受理申请后15日内完成审核,并上报省卫生行政部门。审核合格的考生填写报名信息卡,输入微机,由省卫生、行政部门发给《全国护士执业考试准考证》

4. 考试科目 内科、外科、妇产科、儿科、基础护理学。考试范围可参考国家医学考试中心编写的"全国护士执业考试应试指南"及题集等。

5. 发证 获得国家教委备案的高等医学院校护理专业专科以上毕业文凭者(含夜大、电大、高等自学考试等),可免于护士执业考试。具备免考资格者,以及护士执业考试合格者,由省卫生行政部门发给《中华人民共护士执业证书》。

(二)护士执业注册

获得《中华人民共和国护士执业证书》者方可申请执业注册。护士注册机关为执业所在市(地)卫生行政部门,省卫生行政部门直属医疗卫生机构等医学院校附属医院护士的注册,由省卫生行政部门办理。护士执业注册分为首次注册和连续注册两种。

1. 首次注册 注册条件应是获得《中华人民共和国护士执业证书》第一次登记注册者。

(1)获得国家教委备案的高等医学院校护理专业专科以上毕业文凭,免于考试即获得中华人民共和国护士执业证书者。

(2)符合护士执业考试条件,参加全国护士职业考试合格获得证书者。

2. 注册程序

(1)申请1995年护理专业毕业,取得护士执业证书申请首次注册时的人员填写"中华人民共和国护士首次注册申请表"。1994年1月1日《中华人民共和国护士管理办法》(以下简称办法)实施时已取得护士职称,申请首次注册者;《办法》实施前实际从事护士工作但未取得职称,经相应护理专业培训,参加国家护士职业考试,取得护士职业证书者的首次注册,并填写"中华人民共和国护士注册申请表"。

(2)提交材料包括有本人填写的申请表;健康检查证明及工作单位证明;护理专业中专毕业以上学历证明及身份证明(或护理技术职称资格证)《中华人民共和国护士职业证书》;境外人员除要有以上文件的公证文件文本外,还要有责任担保人提供的责任保证书。

(3)审核,注册机关受理注册申请后,应当在30日内完成审核,审核合格后予以注册,并报省卫生部门备案,由卫生部门颁发护士执业注册文本,审核不合格的,应当书面通知申请者。

3. 连续注册 护士注册的有效期为5年,首次注册后每隔两年要进行一次连续注册。双数年办理注册手续,单数年只办理当年取得执业证书者的执业注册手续,单数年办理的职业注册护士需要在下一年度参加本单位的集体连续注册。

护士连续注册必须在前一年度期满前60日,向注册机关申请办理再次注册,并提交有关证明。

(1)提交健康检查证明和护士再次注册的各项证明,并填写"护士注册机关变更申请表"。

(2)在各级各类医疗卫生机构和护理服务机构工作的护士申请再次注册,除提交前款规定的证明外,还必须提交平均每年达到或超过15学分的继续医学教育证明。继续医学教育包括:专业进修,参加专业学习班、培训班、讲习班,参加学术会议,参加学术讲座,参加示范教学、案例讨论,参加在职学习或业余学习,学术论文、专著、成果。

(3)中断注册两年的申请再次注册者,必须在执业所在地注册机关指定的二级以上医院参加临床实践3个月,向注册机关提交该院出具的证明,并按首次注册提交各项证明,方可办理再次注册。

(4)在医疗卫生单位工作的护士,由单位办理集体注册。

六、护理工作与法律

(一)关于《医疗事故处理条例》

1.《医疗事故处理条例》的现实意义 《医疗事故处理条例》(以下简称条例),经2002年2月20日国务院第55次常委会通过,2002年4月4日国务院令第351号公布,自2002年9月1日起施行。条例是我国规范医疗服务行业,妥善处理医疗事故,维护医患双方的合法权益,保障医疗安全的重要法规。条例与1987年制定的《医疗事故处理办法》相比较，在以下几方面做了较大调整：

(1)医疗事故重在预防。

(2)明确规定发生医疗事故赔偿等民事责任争议的解决途径。医患双方当事人可以自愿选择双方协商、申请行政调解或者提起民事诉讼三途径解决。

(3)扩大了医疗事故的内涵。明确医疗事故的过错原则，并根据患者人身造成的损害程度，将医疗事故分为四级。取消了技术事故和责任事故的划分。

(4)将行政处理与专业技术鉴定严格分开。

(5)依照民法通则的规定精神，确定医疗事故。民事赔偿具体数额应当考虑的因素、赔偿项目、标准和计算方法做出了规定。

(6)加大了医疗机构及其医务人员的责任。对医疗机构和医务人员违反条例的规定，应给予行政处罚和刑事处罚的情形均做了规定。此外，条例赋予了患者更多的权利，如发生医疗事故争议时，患者可以复印或者复制本人的有关病历资料等。

条例针对新形势下科学、公证处理医疗事故的要求，明确了卫生行政部门在医疗事故处理中的职责，将行政处理与司法程序严格区分开来，有利于及时、妥善处理医疗事故，保护医患双方的合法权益。同时，加强了对医疗机构的社会监督，使医疗机构增强责任感，切实采取有效措施加强内部规范化管理，努力提高医疗质量，有效防范医疗事故的发生。在处理医疗事故时，充分体现公开、公平、公正的原则。相信条例的出台和实施对于提高我国医疗事业依法行政工作水平也将起到积极的促进作用。

(二)《医疗事故处理条例》摘录

第一章　总则

第一条　为了正确处理医疗事故，保护患者和医疗机构及其医务人员的合法权益，维护医疗秩序，保障医疗安全，促进医学科学的发展，制定本条例。

第二条　本条例所称医疗事故，是指医疗机构及其医务人员在医疗活动中，违反医疗卫生管理法律、行政法律部门规章和诊疗护理规范、常规，过失造成患者人身损害的事故。

第三条　处理医疗事故，应当遵循公开、公平、及时、便民的原则，坚持实事求是的科学态度，做到事实清楚、定性准确、处理恰当。

第四条　根据对患者人身造成的损害程度，医疗事故分为四级：一级：造成患者死亡、重度残疾的；二级：造成患者中度残疾、器官组织损伤导致严重功能障碍的；三级：造成患者轻度残疾、器官组织损伤导致一般功能障碍的；四级：造成患者明显人身损害及其他后果的。具体分级标准由国务院卫生行政部门制定。

第二章　医疗事故的预防与处置

第五条　医疗机构及其医务人员在医疗活动中，必须严格遵守卫生管理法律、行政法规、部门规章和诊疗护理规范、常规，恪守医疗服务职业道德。

第六条　医疗机构应当对其医务人员进行医疗卫生管理法律、行政法规、部门规章和诊疗护理规范、常规的培训和医疗服务职业道德教育。

第七条　医疗机构应当设置医疗服务质量监控部门或者配备专(兼)职人员，具体负责监督本医疗机构的医务人员的医疗服务工作，检查医务人员执业情况，接受患者对医疗服务的投诉，向其提供咨询服务。

第八条　医疗机构应按国务院卫生行政部门规定的要求书写并妥善保管病历资料。因抢救危急患者，未能及时书写病历的，有关医务人员应当在抢救结束后6小时内据实补记，并加以注明。

第九条　严禁涂改、伪造、隐匿、销毁或者抢夺病历资料。

第十条　患者有权复印或者复制门诊病历、住院志、体温单、医嘱单、化验单(检查报告)、医学影像检查资料、特殊检查同意书、手术同意书、手术及麻醉记录单、病理资料、护理记录，以及国务院卫生行政部门规定的其他病历资料。

第十一条　在医疗活动中，医疗机构及其医务人员应当将患者的病情、医疗措施、医疗风险等如实告知患者，及时解答其咨询；但是，应当避免对患者产生不利后果。

第十二条　医疗机构应当制定防范、处理医疗事故的预案，预防医疗事故的发生，减轻医疗事故的损害。

第十三条　医务人员在医疗活动中发生或者发现医疗事故、可能引起医疗事故的医疗过失行为或者发生医疗事故的争议，应当立即向所在科室负责人报告，科室负责人应当及时向本医疗机构负责医疗服务质量监控的部门或者专(兼)职人员接到报告，并向患者通报、解释。

第十四条　发生医疗事故的医疗机构应当按照规定向所在地卫生部门报告。发生下列重大医疗过失行为的医疗机构，应在12小时内向所在地卫生行政部门报告。

①导致患者死亡或者可能为二级以上的医疗事故。

②导致3人以上人身损害后果。

③国务院卫生行政部门和省、自治区、直辖市人民政府卫生部门规定的其他情形。

第十五条　发生或者发现医疗过失行为，医疗机构及其医务人员应当积极采取有效措施，避免或者减轻对患者身体健康的损害，防止损害扩大。

第十六条　发生医疗事故争议时，死亡病历讨论记录、疑难病历讨论记录、上级医师查房记录、会诊意见、病程记录应当在医患双方在场的情况下封存和启封。封存的病历资料可以是复印件。

第十七条　疑似输液、输血、注射、药物等引起不良后果的，医患双方应共同对现场事物进行封存和启封，封存的现场实物由医疗机构保管；需检验的，应当由双方共同指定依法具有检验资格的检验机构进行检验；双方无法共同指定时，由卫生行政部门指定。

第十八条　患者死亡，医患双方当事人不能确定死因或者对死因有疑义的，应当在患者死亡后48小时内进行尸检，具备尸体冻存条件的，可以延长至7日。尸检应当经死者近亲属同意并签字。

第十九条　患者在医疗机构内死亡的，尸体应立即移放太平间。死者尸体存放时间一般不超过2周。逾期不处理的尸体，经医疗机构所在地卫生行政部门批准，并报经同级公安部门备案后，由医疗机构按规定进行处理。

《医疗事故分级标准》

(1)医疗事故分类

一级(甲、乙等)

二级(甲、乙、丙、丁等)

三级(甲、乙、丙、丁、戊等)

四级

(2)四级医疗事故:软组织内异物滞留;体腔遗留异物已包裹,无需手术取出,无功能障碍;局部注射造成组织坏死,成人大于体表面积2%,儿童大于体表面积5%;剖宫产术引起胎儿损伤;产后胎盘滞留引起大出血,无其他并发症等;均属于四级医疗事故范围。

七、医疗垃圾管理

(一)医疗垃圾范围

1. 破损的体温计、注射器、废针头、压舌板等器材和一次性使用的医疗卫生用品等。

2. 污染的纱布、绷带、脱脂棉、棉签等废敷料。

3. 血、尿、粪、呕吐物等检验标本,化验用器材、试剂、培养基等废弃物。

4. 标本、实验动物尸体、手术切下的组织器官和排泄物。

5. 特殊感染病人使用后的污染敷料。

6. 病区卫生清洁用擦布、拖把等。

7. 各类过期的、报废的、无标签的及多种混杂的药物、药品。

8. 各类针剂的安瓿、青霉素类的小瓶、软包装平衡盐水空瓶。

前7项为医疗垃圾,必须用黄色垃圾袋封装后,统一送焚化炉焚烧;第8项统一分类收集存放在指定地点。废弃的手术刀、缝合针、针头等尖锐物品,必须投入专用收集盒内,定期封口收集。

(二)医疗垃圾的分类及处理方法

医疗垃圾的分类及处理方法见表1。

表1　医疗垃圾处理方法

项　目	操作方法	处理要求
回收再利用物品:玻璃注射器、不锈钢针头、胶皮手套、胃管等	用后放入0.5:1000有效氯消毒剂浸泡30分钟	送供应室高压灭菌
血源性传播疾病患者使用的上述物品	用后放入1:1000有效氯消毒剂浸泡30分钟	送供应室高压灭菌
未被血液、体液污染的被单、手术衣、病号服	用后放入一般污染被服桶内	由洗衣房回收,用洗衣机加漂白粉500毫克/升,加热洗涤40分钟
被血液、体液污染的上述物品	用后放入血液、体液污染被服桶内	由洗衣房用专用洗衣机加漂白粉500毫克/升,加热洗涤40分钟

续表

项　目	操作方法	处理要求
回收再利用的:纱布、纱布垫不叠纱	用后放入污染纱布桶内	由各科室回收,用250毫克/升漂白粉洗涤,高压处理
一次性使用的注射器、针头、输液器、输血器	用后放入1∶1000有效氯消毒剂浸泡30分钟	送供应室毁形后按要求统一进行无害化处理项目
使用过的鼻导管、肛管、吸痰管、引流袋、尿袋、血袋、胸瓶、棉签、棉球等	用后装入专用医用垃圾袋	封闭运送焚烧
一次性使用的敷料、大单、中单、治疗巾、手术衣、帽子、口罩、手套、检查垫导尿包、硬膜外包及破损的体温计、注射器、胶皮手套等	用后装入专用医用垃圾袋	封闭运送焚烧
特殊感染病人使用的污染敷料	严密封装,套双层污染垃圾袋并设有明显标志	封闭运送焚烧
各类过期、废弃的药品	用医用垃圾袋封装	封闭运送焚烧

第二篇 理论篇

一、护 理

(一)护理的概念

护理(Nursing)一词,是由拉丁文"Nutrcius"演译而来,原含有抚育、扶助、保护、照顾残疾、训练幼小等意思。随着社会的进步,环境的改变,人类生活的方式愈复杂,护理的含义就愈深,范围也愈广。护理不仅是对人身体的照顾,还有综合性的护理含义。广义上讲,护理就是为了增进和保持健康,预防疾病,有利于疾病的早期发现、早期诊断、早期治疗,通过护理、调养达到健康。狭义上讲,护理的对象是人,人是一个整体,其疾病与健康都受着躯体、精神和社会因素的影响。因此,在进行护理时,必须以病人为中心,为病人提供全面的、系统的、整体的护理。

(二)护理发展的三个阶段

1. 以疾病为中心的护理阶段 医护分工明确,护理仅是协助医疗,执行医嘱。客观上形成了医生的嘴,护士的腿,人称"打发护士"(即打针发药)。这个阶段积累形成了一整套护理技术操作规程,但忽视了人是一个整体的概念。

2. 以病人为中心的护理阶段 已树立了整体护理观,但仍有其局限性,护士的服务仍局限于有疾病的病人,未能关心到人和人群的健康,忽视了疾病的预防和保健,护士在健康促进和健康维护方面的作用没有得到充分发挥。

3. 以人的健康为中心的护理阶段 这是护理专业发展的更高阶段。护理职能不是单纯的照顾病人和执行治疗方案,护士要更多地向病人、家属、社会提供卫生咨询和健康指导,协助病人减轻痛苦,指导老年人及康复者加强自我保健,倡导健康的生活方式等。总之,护士与其他人员一起共同为人类的健康保护这个大目标而工作。

目前,我国护理已发展到第二阶段,正在向第三阶段迈进。

二、整体护理

(一)定义

1. 整体护理(holistic nursing care) 以现代护理观为指导,以护理程序为基础,根据服务对象身体、心理、社会、精神、文化等多方面的状况,提供适合个体需要的最佳护理的理论方法。

2. 护理评估(nursing assessment)　搜集病人资料,确立病人问题或护理诊断的过程。

3. 护理诊断/问题(nursing diagnosis/problem)　是在护理工作范围内,可以用护理方法和手段解决的,护理对象现存或潜在的健康问题的临床判断。

4. 护理计划(nursing plan)　是为执行诊疗计划解决护理问题、达到护理目标而制订的护理方案。

5. 护理实施(nursing implement)　为达到治疗护理目标而将护理计划付诸行动的过程。

6. 护理评价(nursing evaluation)　是将病人的健康状况与确定的护理目标进行有计划的系统的比较过程,评价贯穿病人住院的全过程。

7. 护理程序(nursing process)　以增进或恢复病人健康为目标所进行的一系列护理活动,它包括对病人健康状况的评估、确立护理诊断/问题、制定护理计划,实施教育计划和教育效果评价。

8. 病人教育程序(patient education process)　是以帮助病人及其家属提高自我护理能力,建立有利于康复的健康行为而进行的一系列教育活动。包括对病人教育需求的评估,确立护士教育的目标,制定教育计划,实施教育计划和教育效果评价。

9. 护理理念(nursing philosophy)　指引护理人员思考行动的价值观和专业信念、理想和价值的认同。

10. 整体护理质量评估(holistic care quality evaluation)　指整体护理活动对满足病人住院期间的生理、心理、社会、精神、文化等各方面需要的满意程度及护理过程所进行的系统的评价。

(二)整体护理

1. 以现代护理理论为指导,实施护理程序为方法,恢复健康为目标,为病人提供计划性、连续性、系统性、全面性涉及身心、社会、文化综合因素的优质护理。

2. 病人入院 2 小时内进行入院评估,提出护理问题(诊断),24 小时内完成护理病史及补充护理计划。

3. 病人从入院至出院,以实施护理程序为方法进行护理。护理程序为:

(1)护理评估。搜集患者资料、问病史、查体、分析资料,找出需为病人解决的护理问题。

(2)护理诊断。根据病人的问题,提出明确的护理诊断。

(3)护理计划。应有针对性(生理、心理、社会、文化的护理)、全面性(从入院到出院)、完整性(疾病护理、健康宣教及心理护理)、可操作性及可测性(有预期目标及反馈评估)。

(4)护理措施的实施。本着病人感到舒适及安全为原则,遵循医嘱、护理常规及护理计划,正确、及时、有效地实施身心护理及健康教育。

(5)护理评价。搜集病人接受护理后的反映与预期目标相对照,并从病人或病人家属中得到反馈,确定病人要求是否得到满足。

4. 树立以病人为中心的工作宗旨，以病人利益为最高利益，以病人满意度为检验工作合格与否的标准，全院工作均应为病房服务，以保证护士在临床工作的时间。

5. 护士长负责本病区各级护理人员工作程序，制定常见病标准护理计划及健康宣教方案。

6. 根据病人需要合理排班，科学管理使用护理人力资源，按照护理人员初级、中级、高级等不同层次专业技术职务，实施按职称上岗。

7. 护理人员为病人执行医嘱及护理措施，以提高医疗护理质量。

8. 健康教育要保证其思想性、科学性、有效性及群众性，方法可灵活多样，以提高患者自我保健能力。

9. 护理病历简洁、完整、及时、准确，每日按护理问题、措施及评价记录，出院时提出口头及书面康复护理指导。

(三)人类基本需要层次论

人类为了生存、生长和发展，必须满足其基本需要，当一个人的基本需要得到满足时，他即处于平衡状态，人的需要是多种多样的。美国心理学家马斯洛认为，人的需要可归纳为五个层次，即人类基本需要层次论。

1. 人类基本需要的五个层次

(1)生理的需要：是人类最原始最基本的需要，如食物、空气、水、适宜的温度、排泄、休息等。

(2)安全的需要：安全感、生活稳定、有保障、受保护、避免危险与恐惧。

(3)爱和归属的需要：希望与周围人们友好相处，成为群体的一员，希望得到信任和友爱。

(4)尊重的需要：包括自尊、被尊重和尊重他人。

(5)自我实现的需要：个人的能力和潜能得到充分发挥，实现自我的理想和抱负，是人类最高层次的需要。

马斯洛认为，这五种需要从低到高，一个层次的需要相对满足了，就将向高一层次的需要发展，愈到上层，满足的百分比愈少，但程序不是完全固定的。马斯洛还指出，在同一时期内，会同时存在几种需要，各层次的需要相互依赖与重叠。高层次的需要发展后，低层次的需要还存在，只是对行为影响的比重减轻而已，每一时期内总有一种需要是占支配地位的。

2. 人类基本需要层次论对护理的意义 一个人的基本需要得到满足时，就能够保持平衡状态。而当基本需要得不到满足时，就会出现失衡状态而导致疾病。马斯洛的理论对于护理的意义在于：

(1)帮助护士识别病人未满足的需要，这些需要就是护士应为病人解决的问题。

(2)在护理过程中更好地理解病人的言行，并预测病人尚未表达的需求，以达到预防的目的。

(3)按照基本需要的层次，识别问题的轻、重、缓、急，以便在制定护理计划时排列先后顺序。

(4)护理应该把满足与维护人的各种基本需要作为一种基本功能。一般通过三种方式:直接帮助病人满足需要,如缺氧者给予氧气吸入,不能由口进食者给予鼻饲等;协助病人发挥最大的潜能,通过指导帮助,使病人达到最佳的独立状态;通过卫生宣教,健康咨询等,预防一些基本需要得不到满足的问题发生。

三、循证护理

循证护理(EBN)是近10年护理领域中兴起的新观点、新思维,是在真实、可靠的科学证据的基础上开展护理工作,利用已有的最好证据来决定对每个病人实施的护理。

(一)循证护理的概念与内涵

循证护理,其定义为"慎重、准确和明智地应用当前所能获得的最好的研究依据,同时结合护士的个人专业技能和多年临床经验,考虑病人的价值和愿望,将三者完美的结合制订出病人的护理措施"。它包含了三个要素:①可利用的最适宜的护理研究依据。②护理人员的个人技能和临床经验。③病人的实际情况、价值观和愿望。

(二)循证护理的实践程序

循证护理模式包括四个连续的过程:循证问题(Evidencetriggered),循证支持(Evidencesupported),循证观察(Evidenceobserved),循证应用(Evidencebaseb)。

1. 第一阶段 循证问题。包括实践问题和理论问题。

2. 第二阶段 循证支持。针对问题进行实证文献检索,得到与临床、经济决策制定相关的证据。

3. 第三阶段 循证观察。设计合适的观察方法,并在小范围实施试图改变的实践模式。

4. 第四阶段 循证应用。在循证支持和循证观察所获得信息的基础上,对所要改变的护理干预或行为进行批判性的分析。

(三)循证护理的系统评价

实践循证护理,需要有科学可靠的证据,系统评价正是产生这种证据的有效方法。因此,系统评价成为循证护理开展的重要工具和核心。

1. 系统评价的过程 系统评价是对特定题目的两篇或多篇已发表文章的结果和结论进行的综合概述。具体来说,包括提出问题、收集随机对照实验、确定纳入标准和排除标准、提取资料、各试验的质量评估、进行统计学处理、进行敏感性分析和得出结论。

2. 系统评价的作用 增大样本含量,得出更为科学可靠的结论。通过系统评价,将所有单个的样本量不大的试验联合起来进行分析就增大了样本含量,减少了各种偏倚和随机误差,从而增强了检验效能,使得出的结论更为真实可靠。

3. 系统评价的主要特点 系统评价作为一种科学的研究方法,其主要特点包括以下几点:

(1)有清楚简明的评价标题和目的。

(2)有以评价研究为目的的全面的检索策略，从而最大限度地纳入发表和未发表的相关研究。

(3)有明确合理的任何研究纳入和排除标准。

(4)有所有被检索研究报告的综合一览表。

(5)有被纳入的每一研究特点和方法的质量分析。

(6)有被排除的每一研究的综合一览表及其排除理由。

(7)可能有用 Meta 分析来处理研究结果。

(8)可能有对合成的资料进行的敏感性分析。

(9)有对系统评价质量的评价。

(四)循证护理的优缺点

1. 优点

(1)使临床护士常规的更新基础知识。

(2)不同背景与水平的人均可掌握。

(3)循证护理可使学习者提高对病人护理的一致性与连贯性。

2. 缺点

(1)它要求花费一定的时间去学习和实践。

(2)Medline 和电子数据库是用来找寻相关证据的，但并不总是全面的有针对性的，有时做了一番冗长的文献检索，到最后是一无所获。

(五)循证护理产生的深远影响

1. 对护理学科而言 循证护理将护理研究和护理实践有机结合起来，使护理真正成为一门以研究为基础的专业。证明了护理对健康保健的独特贡献，并支持护理人员寻求进一步的专业权威和自制。

2. 对病人而言 即使在边远的山区或者护理发展落后的国家，循证护理也可以为病人提供标准化的、经济的护理服务。以科学为依据的护理还可以增加病人对治疗的依从性。

3. 对医疗而言 目前循证医学已成为医疗领域发展的主流，循证护理使护士以最新、最科学的方法实施治疗方案，加强了医护间的协调和护理的科学性。

4. 对社会而言 循证护理的理念将科学与技术结合起来，为成本-效益核算提供依据，要求医护人员在制订医护方案与实施时，考虑医疗成本。

(六)推行循证护理的对策与展望

1. 循证护理的概念有待于反思和公认，循证护理是一种观念，如同整体护理一样应渗透到护理的各个领域。

2. 循证护理可以说是对东方文化和思维方式的挑战，将西方的某种模式照搬是行不通的。

3. 丰富循证护理的信息资源。目前，有说服力的护理研究信息资源有限，研究结果的传播与推广不充分。

4. 护理研究与护理实践紧密结合。

四、护士心理素质

(一)护士应具备的心理素质

心理素质是一个人行为的主宰或决定因素,行为和心理是一个统一体的两个方面。心理支配行为,行为反映心理。现代社会要求护士注意培养良好的心理素质,主要包括以下方面:

1. 高度的责任感。
2. 强烈的正义感。
3. 富有爱心、同情心。
4. 自尊、自爱、自强、自信。
5. 高度的自觉性。
6. 较强的适应力。
7. 坚韧的耐受力。
8. 良好的自我控制力。
9. 较强的果断性。
10. 心胸开阔、坦诚豁达的气度。
11. 对护理专业有浓厚的兴趣。
12. 敏锐的观察力。
13. 良好的记忆力。
14. 热烈积极的情绪。
15. 细致周到的情感。
16. 积极平和的心境。
17. 形象性思维和逻辑性思维。
18. 批判性思维和创造性思维。
19. 丰富的想象力。
20. 较强的应变能力。

(二)心理素质的培养方法

1. 树立正确的人生观。
2. 创造条件,积极进取,培养良好的情感体验。
3. 正确对待困难。
4. 培养高尚的情操。
5. 培养情感、意志等心理素质。

五、护患关系

护患关系是护士职业生活中最大量最经常的人际关系，和谐的护患关系是良好护理的核心，理解护患关系的表现形式，以及如何进行护理会谈是搞好护患关系的重要内容。

(一)护患关系的表现形式

1. 护患关系中的技术交往　技术交往是指护理技术措施的决定和实施过程中的护士和病人的相互关系，按态度主动、被动程度将护患关系分为三种模式：

(1)主动-被动模式：它只适用于昏迷、手术、婴幼儿或精神病病人，其主要特征就是"给病人做治疗"。

(2)指导-合作模式：它主要适用于急性疾病和外科手术恢复期，其主要特征是"护士指导病人做治疗"。

(3)共同参与模式：这类模式以病人为中心，以平等关系为基础，护士和病人都以病人早日康复为共同愿望，其主要特点是"协助病人治疗"。

2. 护患关系中的非技术交往

(1)同情：表现为关心病人的合理利益和需求，在情感上发生共鸣和道义上给予支持，并尽力帮助这种合理利益和需要的实现。

(2)忠诚：护士的忠诚一是指忠诚于护理事业，二是指忠诚于病人的利益。

(3)谅解：病人情况各种各样，作为护士应一视同仁、平等待人，特别是由于疾病的影响，有些病人会出现种种失态行为，护士要予以谅解。

护患关系除了护士与病人的关系外，还包括病人的家属、陪护者。护士对病人家属的态度应做到和气、耐心、主动、平等，对他们只能采用启发、引导，不能驱使、斥责。

(二)护患关系的影响因素

1. 医院的整体形象

(1)环境氛围：优美的院容院貌、整洁的病房大楼、宽敞的候诊大厅、先进的医疗设备、鲜明美观的视觉识别标志、新颖别致的宣传橱窗，将给病人留下良好的第一印象，并减轻对疾病的恐惧，增加对该院的信任度，也为搞好护患关系提供了环境条件。

(2)人际氛围：医院的工作人员衣冠整洁、和颜悦色、彬彬有礼，医院内的一切规章制度都以病人为中心，医务人员只有医术上的探讨、敬业的工作，没有闲聊，没有游荡，或对病人敷衍了事。病人在这样的人际氛围中诊治疾病，减少了孤独感，增加了群属感，减少了焦虑感，增加了安全感。

2. 护患行为模式

(1)护士的行为模式：护士的行为模式包括护士道德、职业风格、服务态度。护士道德表现之一是对自己个人利益的控制力，这也是直接影响护患关系的因素。服务态度是病人首先并直接感知的。服务态度不仅仅表现为柔声细语和用语礼貌，更表现在仪表举止方面，端庄的仪表、亲切的微笑、耐心的倾听、轻柔的动作，病人感知得到关注、得到尊重、得到信任，在相互作用后更增加了相互信任，优化了护患关系。

(2)病人行为模式：病人患病后会出现行为退化，突出表现就是孩子样行为。特征有：高度的自我中心，把一切事物和有关的人都看成是为他而存在，与这种自我中心平行的是情绪易激惹，要求增多。兴趣变窄，病人对环境和他人兴趣减弱，只对与他有关的事情感兴趣。依赖性增加，即使自己尚能做的事也不愿做，依赖别人，情绪不稳反复无常。思考时部分的丧失逻辑，产生一些不合理的恐惧和幻想。过于关注自身状况，对身体功能的轻微变化过度敏感，以致主诉繁多、涉及面广。

(三)护患交流

1. 与病人交流的态度

(1)满腔热忱，富于亲切感和同情心：护士所面对的病人是生理及心理都需要帮助的人，他需要同情，需要理解，需要关注。护士对病人的态度，实质上是护士对病人是否关心的一种反映。由于护士的积极态度和高度负责的精神，可使病人的不安全感大大减轻，焦虑及其伴随的心悸、口干、多汗、头痛等不适症状相应好转。

(2)接纳病人的感受，尊重病人的人格：真实的接纳主要是接纳病人由行为表现出来的情感，通过这种情感去理解他的行为。接纳的态度就是非常认真的、充分的聆听对方倾诉的态度，对于病人的谈话一般不采取批评训诫的态度，即使要纠正也要语气婉转使病人能接受，又不影响其倾诉。让病人有充分倾诉的机会，就是尊重病人的人格。

(3)让病人自觉、自决与自助：许多护理操作的完成并取得良好的疗效是要靠病人自己的努力才能成功的。让病人自觉、自决与自助，乃是以尊重病人的人格尊严及承认个别差异为前提。护士不但要了解病人的问题，更要协助病人认识他自己的问题，促使病人自动利用其潜能解决自己的问题，惟有病人自己认可的解决问题的方法和方式才能取得病人的信任。所以，护士应尽力使病人自觉、自决与自助，才能有效地解决问题，并可培养病人的自信心、自尊心及自己解决问题的勇气与能力。

2. 与病人交流的技巧

(1)从病人的立场开始建立交流关系：通常，当听话者有信心且有安全感时，才能接受对方的谈话，这时他听得进去，也容易听懂。所以，护士与病人交流时，先要使自己轻松下来，并帮助病人轻松，使他感到舒适，再进入主要话题。首先，让病人说明来意或由护士告诉病人请他来的理由，病人很快安定下来，并与护士建立了会谈关系。接着，鼓励病人谈他的问题，同时护士可有机会从病人的观点来了解他的处境和问题，并可知道病人的习惯用语，知道可以用怎样的话语来和病人交谈。所以，从病人的立场开始谈话，常可取得良好的效果。

(2)细心观察：在人与人的交谈中，除了靠有声的言语外，无声的非言语行为，如面部表情、姿势、动作等也深具意义，不可忽视。有声言语的意义容易被听懂，无声的非言语表现则要靠护士仔细观察。在会谈过程中，除了要听、要说之外，还要对病人的一举一动察言观色，注意他们言语以外的内涵，揣摩病人没有说出来的想法，他们的谈话有什么遗漏(可能是无意的，可能是故意的)，以及病人为什么突然转变话题，是否紧张等。

(四)健康教育内容

1. 疾病概述 其主要内容包括:解剖位置、疾病定义及描述、发病因素、症状和体征。

2. 并发症 描述疾病可能发生的常见并发症及如何预防。

3. 诊断性检查和治疗 解释为何需做这种检查,检查过程如何,检查前应如何准备,以及如何配合做检查。

4. 各种治疗

(1)活动:解释活动与疾病的关系,以及活动的量、活动频率、活动持续时间、活动的范围。

(2)饮食:解释饮食与疾病的关系,疾病允许饮食的种类,饮食的量。

(3)药物治疗:解释用药的目的,用药的剂量、时间(或持续时间),用药注意事项,药物的不良反应,药物特征。

(4)手术:解释手术前的准备程序,包括皮肤准备、饮食、心理准备、术前用药、特殊准备(如灌肠)、麻醉过程、手术室环境、手术后疼痛、避免术后并发症、功能锻炼和肺活动、伤口护理、陪护等。

(五)护理记录的目的

1. 沟通信息 护理记录,简称"记录",是所有参与同一病人护理与治疗的工作人员相互沟通的媒介。例如,医生需要了解当天病人接受了哪些护理活动,只要看记录便可找到;外勤人员送病人去检查,可以从记录中了解到该病人能否行走;各班护士可以从记录中了解已经为病人做了什么,还需要为病人做什么,所有医护人员可以从记录中获得病人对护理和医疗的反映。

2. 质量控制 对记录进行定期的回顾、检查,是对一个医院、部门的服务质量进行评价的依据,通过对护理记录的检查,可以评价临床护理质量及如何改进记录质量等。

3. 法律依据 护理记录是永久性记录,将随同病历存入病案室,具有法律效力。我国的护士对这一方面的认识较薄弱,随着公众法律意识的增强,护士从事"人命关天"的工作,更应具有强烈的法律意识。在填写记录时,内容应准确、无误,按规定的格式、方法、规则书写。

4. 科学研究 记录资料是进行理论研究和实践总结的基本素材,是护理学科成长、成熟的资源,它与护理研究有着不可分割的联系。

5. 临床教学 护理专业是一门理论性和实践性都很强的学科。记录是护士将基础理论知识用于护理实践过程的真实写照,是教学中不可多得的最好教材。记录可以帮助学生将课堂书本知识付诸实践,也可使老师了解学生理解和掌握所学知识的程度。

6. 效益评估 记录的内容可以直接反映服务对象所接受的服务。优良的服务内容与服务对象获得康复的时间长短,与医院获得的利润和效益有直接的关系。护理记录可以找出病人支付和医院利益的平衡点,以制订平衡效益评估指标。

第三篇 技能篇

一、危重及大手术后卧床病人护理规定

(一)危重病人、大手术后病人的护理目标

1. 六洁 口腔、头发、手足、会阴、肛门、皮肤清洁。

2. 三短 头发、胡须、指(趾)甲短。

3. 三无 无压疮、无烫伤、无坠床。

4. 四及时 巡视病房及时、观察病情及时、报告医师及时、处置及抢救及时。

5. 一保持 保持各种导管位置正确并通畅。

6. 九知道 对危重病人、大手术后病人,护士须做到知道床号、姓名、诊断、病情、治疗、护理、饮食、心理状态、阳性体征等情况。

(二)特护记录

特护病人有特护计划和完整的特护记录,危重及大手术后病人有护理重点,意识障碍病人有安全防范措施。

(三)护理要求

1. 清洁、整齐、通风、床单平整干燥、病人卧位舒适。

2. 严格卧床休息,解决生活上的各种需求。

3. 根据分级护理要求,进行巡视及护理,定时测量体温、脉搏、呼吸、血压等,观察用药后反应及效果,做好各种记录。

4. 根据病情 2～4 小时翻身拍背 1 次。

5. 口腔护理每日 4 次。

6. 落实晨、晚间护理,每周洗头 1 次。饭前便后洗手。

7. 加强营养,鼓励病人进食。

8. 预防并发症,防止坠床。

9. 保持各种引流管通畅,注意引流液性质和数量,并准确记录。

10. 做好急救器材和药品的准备,定期检查补充,保持齐全完好。

二、突发问题处理方法

(一)病人出现问题的处理措施

1. 病情突然发生变化处理措施

(1)立即通知医生。

(2)做好抢救准备工作,配合医生抢救。

(3)病人无陪伴时,应及时通知家属。

(4)某些重大抢救或本院工作人员抢救时,应及时向上级机关报告。

(5)在抢救过程中,要注意对同室病人进行保护,并注意说话的方式,勿将杂乱暴露给病人家属。

(6)做好详细的抢救记录。

(7)经抢救无效死亡者,应做好尸体护理,病人遗物待家属确认后再行处理。

2. 病人坠床/摔倒处理措施

(1)立即安置病人回病房,若疑有骨折或脊柱等损伤应就地平卧,避免随意搬动。

(2)立即通知或委托他人通知值班医生。

(3)测量血压、脉搏、呼吸,观察神志、瞳孔变化,倾听病人主诉,及时发现病情变化。

(4)根据病情变化及时安排必要的X线检查等,按医嘱进行治疗。

(5)向经管医生及护士长汇报情况,必要时通知家属。

(6)做好保护性措施,如加护栏等,并要求家属陪护,防止类似事件再发生。

(7)做好病人心理护理。

3. 自杀处理措施

(1)发现有自杀苗头时

①通知经管医生或值班医生,并报告护士长。

②没收锐利物品及玻璃器皿等,关锁门窗。

③通知家属,要求24小时陪护,不得离开(允许两人陪护)。

④详细交接班,多关心病人,掌握病人心理状态,进行心理干预。

⑤必要时通知保卫科加强防护。

(2)病人已经自杀时

①发现病人自杀应通知医生赶赴现场,如病人有抢救的可能,应立即采取抢救措施。

②保护现场(病房及病房外现场)。

③通知家属。

④通知科主任、护士长,并报告院总值班室、医务部值班室及保卫科。

4. 病人外出处理措施

(1)病人要求请假外出时

①劝说病人不要外出以防病情变化,并重申住院须知中“病人不得随意外出或医院

外住宿”的规定，以期病人谅解。

②若病人执意要外出，须写请假单，并写明“后果自负”，主管医师签字注明“不同意”；要尽力劝阻并列入交班内容。

③若病人未如期回院，应及时与病人取得联系，催促立即回院；若无法取得联系，参照外出不归处理。

④病人擅自离院，应尽可能与其取得联系，确认其安全及病情状况，并将此情况书面交班。

(2)病人外出不归时

①发现病人外出，先询问同室病友了解其去向。

②通知经管医生，夜间则通知值班医生并逐级报告。

③联系家属查问去向，并协助查找。

④未查到去向者，应立即报告科主任、护士长及医务部值班室。

⑤在病情交班记录上写明发现病人外出的时间，通知给上级，并记录领导的职务、姓名、时间等具体经过。

⑥由两个人共同清点病人物品，如有贵重物品、现金，需登记后上交护士长保管。

(二)意外事件处理方法

1. 火灾应急预案

(1)立即报告院总值班并打电话“119”报火警。

(2)集中现有的灭火器材和人员积极扑救。

(3)关好邻近房间的门窗，减少火势扩散的速度。

(4)将病人撤离疏散到安全地带。

(5)尽可能撤出易燃易爆物品、贵重仪器设备及科技资料。

(6)撤离时，切勿乘电梯，防止因断电撤离不成功。

2. 失窃应急预案

(1)维持好病房秩序，对可疑人员进行询问。

(2)加强巡视做好安全工作，重点部位及时加锁。

(3)病人住院时向其介绍安全知识，保管好贵重物品和现金。必要时向病人反复交代。

(4)一旦发生失窃，做好现场保护工作。

(5)通知保卫科或总值班，协助做好侦破工作。

3. 吸氧过程中中心吸引装置出现故障的应急预案

(1)立即打开备用氧气袋，试好流量连接吸氧管，继续为病人吸氧，并向病人家属做好解释及安慰工作。

(2)必要时将备用氧气瓶装置推至床旁，给予吸氧。

(3)应用过程中密切观察病人缺氧症状有无改善，以及其他病情变化。

(4)通知修械室进行维修。

4. 病人住院期间突然跌倒的应急预案

(1)检查病房设施，不断改进完善，杜绝安全隐患。

(2)当病人突然摔倒时，护士应立即到病人身边，检查病人摔伤情况；通知医生判断病人的神志，受伤部位，伤情程度，全身状况等，并初步判断摔伤原因和程度。

(3)对疑有骨折或肌肉、韧带损伤的病人，根据摔伤部位和伤情采取相应的搬运方法将病人抬至病床；请医生对病人进行检查。必要时，遵照医嘱进行X线拍片检查及其他治疗。

(4)出现摔伤头部，意识障碍等危及生命的情况时，应立即将病人轻抬至病床，严密观察病情变化，注意瞳孔、神志、呼吸、血压等生命体征的变化情况；通知医生，迅速采取相应的急救措施。

(5)受伤程度较轻者，可搀扶或用轮椅将病人送回病床，嘱其卧床休息，安慰病人，并测量血压、脉搏，根据病情做进一步的检查和治疗。

(6)对于皮肤出现淤斑者，进行局部冷敷；皮肤擦伤渗血者，用碘伏或0.1%苯扎氯铵(新洁尔灭)清洗伤口后，以无菌敷料包扎；出血较多或有伤口者，先用无菌敷料压迫止血，再由医生酌情进行伤口清创缝合。创面较大、伤口较深者，遵医嘱注射破伤风抗毒素。

(7)加强巡视，及时观察采取措施后的效果，直到病情稳定。

(8)准确、及时书写护理记录，认真交班。

(9)向病人了解当时摔倒的情景，帮助病人分析摔倒的原因，向病人做宣教指导，提高病人的自我防范意识，尽可能避免再次摔伤。

5. 住院病人发生坠床的应急预案

(1)对于意识不清或躁动不安的病人，加床档，并有家属陪伴。

(2)在床上活动的病人，嘱其活动时要小心，做力所能及的事情 ，如有需要可以让护士帮忙。

(3)教会病人一旦出现不适症状，最好不要活动，应用呼叫器，告诉医护人员。

(4)一旦病人不慎坠床时，护士应立即到病人身边，通知医生检查病人坠床时的着力点，及时查看全身状况和受伤情况。初步判断有无危及生命的症状及损伤情况，根据伤情采取必要的急救措施。

(5)严密观察病人病情变化，如有异常，及时向医生汇报。

(6)做好交接班工作。

6. 手术室接送病人时发生坠床的应急预案

(1)手术无论大小，均要进行术前访视，交代病人次日注意事项，嘱病人打针后不能独自行动，上厕所要有家人陪同，且全麻病人应在备皮时脱去衣物，躺在床上等候手术。

(2)接病人时一律推平车接送，防止使用地西泮(安定)等术前药物后突发晕厥摔伤。

(3)将平车推入病房后，用身体将平车固定在床旁后，嘱病人平移到手术车上，盖好被子。同时检查病人四肢的位置，将病人双手放于胸前，防止途中碰伤。

(4)带好手术所需物品，嘱病人家属车旁防护，防止发生意外。

(5)手术完毕送病人时，应由巡回护士、麻醉医生、手术医生三人共同护送，以确保病人安全。

(6)接病人时一旦发生坠床，巡回护士应立即赶到病人身边询问情况，同时通知医生检查病人坠床时着力点及全身情况，初步判断有无危险，是否影响手术，根据伤情采取相应措施；送病人时如发生坠车，除做上述处理外，还应立即推回手术间，检查伤口渗血情况，密切观察监测血压，确定安全后方可送回科室。

7. 预防病人外出或外出不归的应急预案

(1)病人入院时详细交代住院通知，告知病人住院期间不允许私自外出，以免贻误治疗，突发病情变化等严重后果。尤其军队病人更要加强管理。

(2)加强巡视，力所能及的帮助患者解决困难，尽量减少外出机会，如必须外出，在病情允许的情况下，经主治医生批准，履行签字手续后方可离开，并在规定时间内返回病房。

(3)一旦发现病人私自外出，要立即报告护士长，通知主治医生。

(4)通过患者留下的联系方式，与家属取得联系，共同寻找。

(5)必要时通知院总值班。

8. 预防病人自杀的应急预案

(1)发现病人有自杀倾向时，立即报告护士长及分管医生。

(2)检查病人病室内环境，若发现隐藏药品、锐利器械等危险物品及时予以没收；锁好门窗，防止意外。

(3)告知家属 24 小时监护，不得离开。

(4)详细交接班，密切注意病人心理变化，准确掌握心理状态。

(5)查找病人自杀原因，有针对性的做好心理护理，尽量减少不良刺激对患者的影响。

9. 住院病人应用化疗药物出现外渗的应急预案

(1)应立即停止化疗药物的输注，并报告经治医师和护士长。

(2)护士应及时了解化疗药物的名称、剂量、输注的方法，评估药物外渗的穿刺部位、面积，外渗药物的量，病人皮肤的颜色、温度、疼痛的性质。

(3)护理人员准确评估外渗药液损失量，如损失量超过原药物的 10%，在重新输注时应遵医嘱补足损失量。

(4)出现化疗药物外渗时应立即做皮下封闭，最好不要超过 24 小时。护士长或值班医生指导护士立即应用 0.5%的利多卡因给病人做皮下封闭。

(5)对于轻度药物外渗者，第一天行皮下封闭 2 次，两次时间间隔以 6～8 小时为宜。第二天 1～2 次，以后酌情处理，同时要将过程记录在护理记录中。

(6)对于药物外渗严重者，第一天皮下封闭 3～4 次，第二、三天各 2 次，时间间隔以 6～8 小时为宜，以后酌情处理。护士应每天严密观察药物外渗处病人皮肤的情况，如皮肤颜色、温度、弹性、疼痛程度等变化，做好护理记录。

(7)局部选用 33%硫酸镁溶液湿敷。

(8)病人自感外渗部位有烧灼感时，遵医嘱冷敷，禁止热敷。

(9)抬高患肢，减轻因药液外渗引起的肢体肿胀。

(10)如有破溃、感染时，应报告医生及时给予清创、换药处理。

10. 引流管脱出的应急预案

(1)对带有引流管的病人，首先做好病人的解释工作及卫生宣教。

(2)下床活动时,要做好引流管的护理。

(3)一旦脱出,应立即用无菌纱布覆盖伤口不宜进气(胸腔),并让其他人帮助通知医生到场。

(4)观察病人生命体征的变化及意识情况。

11. 发生猝死的应急预案

(1)值班人员应严格遵守医院及科室各项规章制度,坚守岗位,定时巡视病人,尤其对新病人、重病人应按要求巡视,及早发现病情变化,尽快采取抢救措施。

(2)急救物品做到“四定”,即定种类、定位放置、定量保管、定期消毒。班班清点,同时检查急救物品性能,完好率达到100%,急用时可随时投入使用。

(3)医护人员应熟练掌握心肺复苏流程,常用急救仪器性能、使用方法及注意事项。仪器及时充电,防止电池耗竭。

(4)发现病人在病房内猝死,应迅速作出准确判断,第一发现者不要离开病人,应立即进行胸外心脏按压、人工呼吸等急救措施,同时请旁边的病人或家属帮助呼叫其他医务人员。

(5)增援人员到达后,立即根据患者情况,依据本科室的心肺复苏抢救程序配合医生采取各项抢救措施。

(6)抢救中应注意心、肺、脑复苏,开放静脉通道,必要时开放两条静脉通道。

(7)发现病人在走廊、厕所等病房以外的环境发生猝死,迅速作出正确判断后,立即就地抢救,行胸外心脏按压、人工呼吸等急救措施,同时请旁边的病人或家属帮助呼叫其他医务人员。

(8)其他医务人员到达后,按心肺复苏抢救流程迅速采取心肺复苏,及时将患者搬至病床上,搬运过程中不可间断抢救。

(9)在抢救中,应注意随时清理环境,合理安排呼吸机、除颤仪、急救车等各种仪器的摆放位置,腾出空间,利于抢救。

(10)参加抢救的各位人员应注意互相密切配合,有条不紊,严格查对,及时做好各项记录,并认真做好与家属的沟通、安慰等心理护理工作。

(11)《医疗事故处理条例》规定,在抢救结束后6小时内,据实准确地记录抢救过程。

(12)抢救无效死亡,协助家属将尸体运走,向医务处或总值班汇报抢救过程及结果;在抢救过程中,要注意对同室患者进行安慰。

12. 住院病人出现输液、输血反应的应急预案

(1)立即停止输血、输液,更换输液管,改换生理盐水。

(2)立即报告医生并遵医嘱给药。

(3)若为一般性变态反应且情况逐渐好转者,可继续观察并做好记录。

(4)必要时填写输血反应报告卡,上报输血科。

(5)怀疑溶血等严重反应时,保留血袋并抽取患者血样一起送输血科。

(6)病人家属有异议时,立即按有关程序对输血器具进行封存。

13. 医护人员发生针刺伤时的应急预案

(1)医护人员在进行医疗操作时应特别注意防止被污染的锐器划伤、刺破。如不慎被乙肝、丙肝、人类免疫缺陷病毒(HIV)污染的尖锐物体划伤、刺破时,应立即挤出伤口血液,然后用肥皂水和清水冲洗,再用碘酒和酒精消毒,必要时去外科进行伤口处理,并进行血源性传播疾病的检查和随访。

(2)被乙肝、丙肝阳性病人血液、体液污染的锐器刺伤后,应在24小时内去预防保健科抽血查乙肝、丙肝抗体,必要时抽病人血同时对比。同时,注射乙肝免疫高价蛋白,按1个月、3个月、6个月接种乙肝疫苗。

(3)被人类免疫缺陷病毒(HIV)阳性病人血液、体液污染的锐器刺伤后,应在24小时内去预防保健科抽查HIV抗体,必要时同时抽病人血对比,按1个月、3个月、6个月复查,同时口服贺普丁(拉米夫定)每日1片,并通知医务处、院内感染科进行登记、上报、追访等。

14. 紧急封存病人病历及反应标本的应急预案

(1)封存病人病历前的应急预案:当出现纠纷和医疗争议,病人及其家属要求封存病历时,病房要保管好病历,以免丢失。及时准确将病人病情变化、治疗、护理情况进行记录。备齐所有有关病人的病历资料,迅速与科领导、医务处(晚间及节假日与院总值班)联系。

(2)关于封存病人病历的应急预案:发生医疗事故争议时,病人本人及其代理人提出封存病历申请。科室向医务处(夜间向总值班)报告。医务处或总值班与病人或近亲属共同在场的情况下封存病人病历主要部分的复印件。并收取工本费每张0.2元。主要病历为:死亡病历讨论记录、疑难病历讨论记录、上级医师查房记录、会诊意见、病程记录等。封存的病历由医务处保管;晚间及节假日由院总值班保管,次日或节假日后移交医务处。如为抢救病人,病历应在抢救结束后6小时内据实补齐。

(3)关于封存反应标本的应急预案:患者在医院期间进行输液、输血、注射、药物等治疗时发生不良后果,要当场将标本保存,注明使用日期、时间、药物名称、给药途径。疑似由于输液、输血、注射、药物等引起的不良反应后果时,科室应向医务处(夜间向总值班)报告,同时由护士长报告护理部。需科室医务人员、病人本人或其代理人,共同在场的情况下,对现场实物进行封存。封存的标本需在封口处封固。

三、急救技术操作程序

(一)急性左心衰竭

急性左心衰竭是指由于各种不同的病因,使心脏在短期内发生心肌收缩力明显减低或心室负荷加重而引起的急性心排血量降低和肺循环压力突然增高。在临床上表现为急性肺水肿。起病急骤,病情严重,短时间内可能发展到不可逆状态。

1. 物品准备 吸氧用物(备30%酒精);肌内注射用物;输液用物;急救药品,如强心药、利尿药、扩血管药;根据需要备心电监护仪。

2. 操作方法

(1)取坐位,双腿下垂。

(2)吸氧(湿化瓶内盛30%酒精)。

(3)建立静脉输液通道。

(4)根据医嘱迅速注射强心、利尿药,如毛花苷C(西地兰)0.2毫克+5%葡萄糖注射液20毫升,静脉注射(缓慢);呋塞米(速尿)40毫克+5%葡萄糖注射液20毫升,静脉注射。

(5)给予镇静药,如吗啡5～10毫克皮下注射,或哌替啶(度冷丁)50～100毫克肌内注射。

(6)应用血管扩张药,如酚妥拉明20毫克+5%葡萄糖注射液250毫升,缓慢静脉输入。

(7)密切观察生命体征,尤其注意呼吸、脉搏的节律、频率。

(8)必要时行心电监护。

(二)重症有机磷中毒

有机磷农药中毒是抑制了胆碱酯酶的活性,造成组织中乙酰胆碱积聚,先是引起胆碱能受体过度兴奋,进而转为抑制,故出现一系列的症状和体征,主要的三大特征是瞳孔缩小、大汗、肌束震颤。重度中毒者瞳孔小如针尖、呼吸极度困难、发绀、肺水肿、抽搐、昏迷、呼吸衰竭。本抢救程序为经过门诊洗胃初步抢救后在病房实施进一步的抢救程序。

1. 物品准备　静脉输液用物,静脉推注用物,吸痰用物,吸氧用物,解毒药物如解磷定、阿托品等。根据病情备气管切开包、监护仪和其他急救药品。

2. 操作方法

(1)建立静脉输液通道。

(2)吸痰、保持呼吸道通畅。

(3)吸氧(肺水肿者用30%酒精湿化)。

(4)应用解毒药,如解磷定1～2克加入50%葡萄糖注射液20毫升中,缓慢静脉注射。

(5)观察病情:神志、瞳孔、体温、呼吸、脉搏、血压、解毒药量、用法、时间、症状改善情况及有无阿托品化现象。

(6)根据需要进行监护。

(三)哮喘持续状态

哮喘发作严重,经治疗持续24小时不缓解者称为哮喘持续状态,临床表现为呼吸困难加重,张口呼吸、发绀、大汗淋漓、面色苍白、四肢厥冷,脉搏快,严重时出现呼吸衰竭。

1. 物品准备　吸痰用物,吸氧用物,静脉输液用物,抽血用物,心电监护仪。

2. 操作方法

(1)取坐位。

(2)吸氧。

(3)氨茶碱0.25克+5%葡萄糖注射液250毫升缓慢静脉滴注,也可应用氢化可的松、硫酸镁。

(4)痰多不易咳出者,可使用超声雾化吸入稀释痰液,必要时予以吸痰。

(5)抽血气分析标本(血氧饱和度、氧分压、二氧化碳分压、pH 值)。

(6)持续心电监护呼吸、血氧饱和度、血压、脉搏、心电的变化。

(四)糖尿病酮症酸中毒昏迷

糖尿病酮症酸中毒昏迷是糖尿病严重的并发症,由于糖代谢的严重紊乱,使大量的脂肪不能完全分解,酮体在体内大量蓄积,引起酮症酸中毒昏迷。临床特征为严重失水,电解质失衡、酸中毒,甚至循环衰竭和昏迷。

1. 物品准备 吸氧用物,吸痰用物,静脉输液用物,导尿用物。

2. 操作方法

(1)取平卧位、头偏向一侧。

(2)吸痰、保持呼吸道通畅。

(3)吸氧。

(4)密切观察体温、脉搏、呼吸、血压、神志、瞳孔变化。

(5)建立静脉输液通道,补液、纠正水、电解质、酸碱失衡。

(6)留置导尿,准确记录 24 小时出入量。

(五)急性心肌梗死

心肌梗死是指因持久而严重的心肌缺血所致的部分心肌坏死。在临床上,常表现为胸痛、急性循环功能障碍、心律失常,以及反映心肌急性损伤缺血和坏死的一系列特征性心电图改变。

1. 物品准备 吸氧用物,肌内注射用物,心电监护仪,静脉输液用物,急救药品(常用抗心律失常药、强心药、利尿药)。

2. 操作方法

(1)立即让病人卧床休息。

(2)吸氧。

(3)镇静止痛,吗啡 5～10 毫克皮下注射,或哌替啶(度冷丁)50～100 毫克肌内注射。

(4)观察生命体征,进行心电监护,如心率及心电示波变化。

(5)建立静脉输液通道,根据医嘱应用硝酸甘油 5～10 毫克＋5％葡萄糖注射液 250 毫升,缓慢静脉滴注。

(6)抽血查电解质及心肌酶谱。

(7)监护中发生室颤、心搏骤停,立即进行心肺复苏。

(六)心源性休克

主要是由于左心室损伤后,心排血量骤降所致,称心源性休克,常发生于心肌梗死的早期,病人表现为面色苍白、焦虑不安、大汗淋漓、皮肤湿冷、尿少、脉搏细而快、血压下降。

1. 物品准备 肌内注射用物，吸氧用物，静脉输液用物，急救药物准备，导尿用物。

2. 操作方法

(1)观察生命体征。

(2)镇静止痛，吗啡5～10毫克皮下注射，或哌替啶(度冷丁)50～100毫克肌内注射。

(3)吸氧。

(4)建立静脉输液通道。

(5)应用升压药，如多巴胺40毫克+5%葡萄糖注射液500毫升静脉滴注。

(6)导尿，观察并记录24小时尿量。

(七)出血热休克期

出血热是一组以发热、出血、低血压为临床特征的自然疫源性急性传染病。本病的典型表现有发热，出血和肾脏损害三类主要症状，以及发热、低血压、少尿、多尿与恢复期等五期临床过程。休克是由于小血管壁损害，血浆大量外渗，血容量急速减少，加上小动脉扩张及毛细血管大量开放所致。

1. 物品准备 吸氧用物，静脉输液用物，急救车，导尿用物。

2. 操作步骤

(1)绝对静卧。

(2)观察血压、脉搏、尿量。

(3)建立静脉输液通道。

(4)应用止血药，根据医嘱用垂体后叶素10～20单位+25%葡萄糖注射液20毫升，缓慢静脉推注。

(5)抽血查血型，做交叉配血。

(6)吸氧。

(7)有呼吸道阻塞者及时吸痰。

(8)观察血压、脉搏、出血量、尿色及尿量，必要时行导尿。

(八)肝硬化上消化道大出血

肝硬化并发上消化道大出血，是食管或胃底静脉曲张破裂所致，大量咖啡色或鲜红色血液自口鼻涌出，伴有黑便，病人面色苍白，烦躁不安，眩晕，心悸，脉搏细速、四肢厥冷、血压下降等出血性休克表现，可诱发肝性脑病(肝昏迷)和腹水，甚至死亡。

1. 物品准备 输液用物，止血药，如垂体后叶素、酚磺乙胺(止血敏)、氨甲苯酸(止血芳酸)，采血用物，吸氧、吸痰用物，导尿用物。

2. 操作方法

(1)绝对静卧。

(2)观察血压、脉搏、尿量。

(3)建立静脉输液通道。

(4)应用止血药。

(5)抽血查血型，做交叉配血。

(6)吸氧。

(7)有呼吸道阻塞者及时吸痰。

(8)观察血压、脉搏、出血量、尿色及尿量,必要时行导尿。

(九)羊水栓塞

羊水栓塞是指在分娩过程中,羊水进入母血循环,引起肺栓塞、休克、弥散性血管内凝血等一系列严重症状的综合征,死亡率高达70%～80%,临床经过可分为急性休克期、出血期、急性肾衰竭期三个阶段。

1. 物品准备 输液用物,止血药,如垂体后叶素、酚磺乙胺(止血敏)、氨甲苯酸(止血芳酸),采血用物,吸氧、吸痰用物,导尿用物。

2. 操作方法

(1)观察生命体征。

(2)给氧、必要时行气管切开。

(3)建立静脉输液通道,补充血容量。

(4)应用激素,如地塞米松20～40毫克或氢化可的松300～500毫克,静脉注射。

(5)解除肺动脉高压,如罂粟碱30～90毫克+5%葡萄糖注射液20毫升,缓慢静脉注射;阿托品1～2毫克+5%葡萄糖注射液20毫升,缓慢静脉注射。

⑥记录24小时尿量,必要时行导尿。

(十)小儿肺炎合并心力衰竭

小儿肺炎是由各种感染或其他因素引起的肺部炎症,因其呼吸系统的解剖生理特点及机体免疫功能的不完善,临床以发热、咳嗽、呼吸急促、呼吸困难和肺部啰音等为主要表现,可并发心力衰竭,其临床表现为呼吸困难加重、烦躁不安、面色苍白、心率明显增快(婴儿160次/分钟,幼儿140次/分钟以上)。

1. 物品准备 吸痰用物,吸氧用物,输液用物,急救车。

2. 操作方法

①取坐卧位。

②吸痰、保持呼吸道通畅。

③吸氧。

④建立静脉输液通道。

⑤应用呼吸兴奋药及强心药、利尿药,如山梗菜碱(洛贝林)1.5毫克静脉注射,以及强心药,利尿药。

⑥观察呼吸、脉搏。

(十一)脑出血

脑出血是指脑实质内有较大量的出血,70%～80%的脑出血是由于高血压伴发脑内小动脉硬化,在血压骤升时发生血管破裂所致,死亡率40%～70%。发病急,可表现为意识丧失,颜面潮红,呼吸变深而有鼾声,脉搏慢而充实,血压高,肢体瘫痪,失语。

1. 物品准备 吸痰用物,吸氧用物,监护仪,输液用物,抽血用物。

2. 操作方法

(1)摆正体位,抬高头部15°～30°,头偏向一侧,去义齿(假牙)。

(2)吸痰。

(3)吸氧。

(4)观察病人意识、瞳孔、生命体征、动脉血氧饱和度(SAO_2)。

(5)建立静脉输液通道,用20%甘露醇125毫升静脉滴注。

(6)抽血查血糖、尿素氮、肌酐。

(十二)格林-巴利综合征

主要病变在脊神经根和脊神经,病变范围弥散而广泛,常累及脑神经,甚至脊髓和脑部。神经系统体征表现有对称性肢体远端感觉异常,瘫痪由远端向近端发展,扩展到达躯干,若呼吸肌麻痹,可引起呼吸困难,重者造成死亡。

1. 物品准备 吸痰用物,吸氧用物,静脉输液用物,监护仪,皮试用物。

2. 操作方法

(1)平卧位,头偏向一侧。

(2)吸痰,必要时上呼吸机。

(3)吸氧。

(4)建立静脉输液通道。

(5)严密观察呼吸、动脉血氧含量、意识、瞳孔。

(6)使用有效抗生素(皮试、根据需要)。

(十三)重症肌无力

重症肌无力是一种表现为神经-肌肉传递障碍的获得性自身免疫疾病。临床特征是一部分或全身横纹肌软弱和异常,易于疲劳,通常在活动后加剧,休息后减轻。如发生呼吸肌严重无力,以致不能维持换气功能时,则为重症肌无力危象。

1. 物品准备 吸痰用物,吸氧用物,肌内注射用物,静脉滴注用物,监护仪。

2. 操作方法

(1)平卧位、头偏向一侧。

(2)吸痰,必要时气管切开及上呼吸机。

(3)吸氧。

(4)新斯的明1～2毫克肌内注射,阿托品0.5～1毫克静脉注射。

(5)建立静脉输液通道。

(6)观察病情变化,包括体温、脉搏、呼吸、血压、动脉血氧饱和度。

(十四)癫痫大发作

癫痫是一种突发短暂功能失调,是由于脑部神经元兴奋性增高而产生异常所致。这种放电波及全脑则产生意识丧失和全身性抽搐,称为癫痫大发作。分惊厥前期、惊厥期、惊厥后期,发作时表现为全身抽搐,呼吸暂时中止,瞳孔散大,对光反射和深浅反射消失。

1. 物品准备 静脉输液用物，开口器，压舌板，吸痰用物，吸氧用物，药物（地西泮、甘露醇）。

2. 操作方法

（1）平卧、解开衣领和腰带，头偏向一侧。

（2）按压人中、内关穴位。

（3）地西泮10毫克静脉注射。

（4）预防舌咬伤，应用压舌板、开口器。

（5）吸痰（必要时）。

（6）吸氧。

（7）建立静脉输液通道，用20%甘露醇快速静脉滴注。

（十五）甲状腺次全切除术后并发甲状腺危象

甲状腺危象多发生于甲状腺次全切除术后12～36小时内，是由甲亢症状术后未能很好地控制，手术的应激反应使儿茶酚胺大量释放，手术操作时大量甲状腺激素进入血流等原因所致。临床表现为高热，脉快而弱，烦躁不安，大汗淋漓，谵妄甚至昏迷，常伴呕吐、腹泻，可导致心力衰竭、休克而死亡。

1. 物品准备 吸氧用物，物理降温用物，注射用物，输液用物，心电监护仪，急救车。

2. 操作方法

（1）观察生命体征。

（2）吸氧。

（3）地西泮10毫克肌内注射。

（4）建立静脉输液通道。

（5）物理降温。

（6）口服复方碘溶液。

（7）心电监护。

（十六）急性重症胆管炎合并休克

是在胆管梗阻的基础上发生严重的化脓等感染，主要表现为上腹和剑突下阵发性绞痛，寒战、高热、黄疸，以及神志淡漠、烦躁、昏迷、低血压或休克等中毒症状，死亡率较高。

1. 物品准备 静脉注射及静脉滴注用物，抽血用物，吸氧用物，心电监护仪，急救车。

2. 操作方法

（1）观察生命体征，尤其是血压。

（2）建立静脉输液通道，迅速扩容。

（3）应用升压药，如多巴胺20毫克静脉滴注，间羟胺（阿拉明）10毫克静脉滴注。

（4）抽血，做交叉配血。

（5）吸氧。

(6)物理降温。

(7)心电监护。

(8)根据情况做术前准备,如置胃管。

(十七)急性出血性胰腺炎

急性胰腺炎是各种原因导致胰液外溢并渗进胰腺实质,引起胰组织自身消化。出血型胰腺炎病理改变是充血、水肿、出血,腹腔内可有大量血性渗液。临床表现为腹痛,恶心,呕吐,腹膜刺激征,低血压休克。

1. 物品准备　静脉滴注用物,胃肠减压用物,肌内注射用物,吸氧用物,心电监护仪。

2. 操作方法

(1)观察生命体征。

(2)建立静脉输液通道。

(3)胃肠减压。

(4)解痉药,如阿托品 0.5 毫克肌内注射。

(5)吸氧。

(6)心电监护。

(十八)外伤性颈椎间盘突出合并瘫痪

颈椎损伤常伴有椎间盘急性突出。患者有头颈痛,颈部活动受限,局部有压痛。严重损伤时,可立即出现脊髓受压症状,如感觉丧失,大小便障碍,四肢瘫痪,呼吸困难等。

1. 物品准备　静脉滴注用物,吸痰用物,吸氧用物,导尿用物。

2. 操作方法

(1)卧海绵垫硬板床。

(2)严密观察生命体征。

(3)建立静脉输液通道。

(4)根据情况吸痰。

(5)吸氧。

(6)尿潴留时给予导尿。

(十九)创伤性出血性休克

创伤性出血性休克多见于外伤性肝、脾破裂及股骨、骨盆骨折等。成人急性失血超过全身血容量的 20%(>800 毫升),即可出现休克。临床表现为面色苍白,血压低,脉搏细速,四肢厥冷等。

1. 物品准备　静脉滴注用物,抽血用物,吸氧用物,皮试用物,导尿用物。

2. 操作方法

(1)肢体骨折者进行急救止血(扎止血带)。

(2)观察血压、脉搏。

(3)建立静脉输液通道。

(4)抽血查血型,做交叉配血。

(5)吸氧。

(6)必要时用止痛镇静药,如吗啡 5～10 毫克皮下注射,或地西泮 10 毫克肌内注射。

(7)术前准备,如普鲁卡因皮试,导尿。

(二十)气管异物并发肺部感染

气管异物的临床表现以异物的性质、大小、形状、吸入时间不同而存在差异,重者表现为阵发性咳嗽,呼吸困难,发绀,发热,咳血痰,肺部感染,肺不张。

1. 物品准备 吸痰用物,吸氧用物,静脉滴注用物。

2. 操作方法

(1)观察生命体征。

(2)吸痰、吸氧。

(3)建立静脉输液通道。

(4)药物抢救,如地塞米松 5～10 毫克肌内注射,洛贝林(山梗菜碱)3 毫克肌内注射。

(二十一)全麻儿童术后发生误吸

常见于麻醉苏醒过程中发生呕吐。呕吐的危险在于误吸导致窒息,并出现肺部并发症。

1. 物品准备 吸痰用物,吸氧用物,静脉滴注用物。

2. 操作方法

(1)平卧,头偏向一侧。

(2)吸痰,清除口腔分泌物。

(3)吸氧。

(4)建立静脉输液通道。

(5)观察生命体征。

(6)用药,如地塞米松 5 毫克肌内注射。

(二十二)先天性腭裂术后发生误吸

参考"全麻儿童术后发生误吸"有关内容。

(二十三)胸部损伤

胸部损伤较常见,一旦胸膛穿破,胸廓稳定性破坏或伤及胸腔内器官,常致呼吸、循环功能紊乱。临床可表现为胸痛,咯血,皮下血肿,呼吸困难,休克。胸部损伤分为闭合性与开放性两大类。

1. 物品准备 吸痰用物,吸氧用物,损伤部位处理用物,监护仪,静脉滴注用药,抽血用物。

2. 操作方法

(1)吸痰,清除呼吸道分泌物,必要时气管切开。

(2)吸氧。
(3)根据损伤部位性质不同做恰当处理(略)。
(4)心电监护。
(5)建立静脉双输液通道。
(6)抽血做血型检查、交叉配血。
(7)需手术者,做好术前准备。

(二十四)脑疝形成(创伤)

脑疝是指因各种原因引起的颅内压增高,导致脑组织向压力相对较低部位移位,常见的有小脑幕切迹疝及枕骨大孔疝。临床可表现为意识障碍进行性加重、血压骤升、脉搏变慢、一侧瞳孔散大、对光反应迟钝等。

1. 物品准备 静脉滴注用物,吸痰用物,吸氧用物,抽血用物,皮试用物。

2. 操作方法

(1)观察意识、瞳孔、生命体征。
(2)快速静脉加压输入20%甘露醇250毫升。
(3)分泌物多时,予以吸痰。
(4)吸氧。
(5)做好术前准备,抽血做血型检查、交叉配血,普鲁卡因皮试。

(二十五)肾挫伤引起失血性休克

严重肾挫伤合并其他脏器损伤时,表现有创伤性休克和出血性休克,甚至危及生命。临床表现为血尿、疼痛、面色苍白、血压低、脉搏细速、四肢厥冷等。

1. 物品准备 静脉滴注用药,抽血用物,吸氧用物,皮试用物,导尿用物。

2. 操作方法

(1)对肢体骨折者进行急救止血(扎止血带)。
(2)观察血压、脉搏。
(3)建立静脉输液通道。
(4)抽血查血型,做交叉配血。
(5)吸氧。
(6)必要时用止痛镇静药,如吗啡5~10毫克肌内注射,或地西泮10毫克肌内注射。
(7)术前准备,普鲁卡因,导尿。

(二十六)电击伤继发大出血

电流通过人体可以造成全身电击伤,由于血管损伤与血栓形成,以及周围细胞变性和感染,伤后1周左右开始进行性广泛组织坏死,可发生继发性大出血,表现为面色苍白、头晕、意识丧失、低血压、休克。

1. 物品准备 静脉滴注用物,抽血用物,吸氧用物,皮试用物。

2. 操作方法

(1)止血,扎止血带,记录时间。

(2)观察生命体征。

(3)建立静脉输液通道。

(4)抽血查血型,做交叉配血。

(5)给氧。

(6)破伤风皮试。

(二十七)小儿烧伤后惊厥

惊厥为小儿常见急症,是大脑皮质功能暂时紊乱(过度兴奋)的表现,年龄越小发生率越高。主要临床表现为突然发作的意识丧失,全身肌肉强直性抽搐,可有发绀,呼吸不规律、呼吸暂停,牙关紧闭,眼球凝视或上翻,大小便失禁等。

1. 物品准备 吸痰用物,吸氧用物,静脉滴注用物,药物准备。

2. 操作方法

(1)放牙垫防舌咬伤,头偏向一侧。

(2)吸痰。

(3)吸氧。

(4)建立静脉输液通道。

(5)解痉药物,如地西泮 10 毫克静脉注射。

(6)观察生命体征。

(二十八)大面积烧伤休克

大面积烧伤后 48 小时以内,除早期可因疼痛发生休克外,主要是大量血浆样体液从血管渗出,丢失于创面及细胞间隙所致的低血容量性休克,表现为烧伤局部或全身反应性水肿、尿少、心率快、低血压、烦躁不安等。

1. 物品准备 静脉滴注用物,急救车,抽血用物,导尿用物。

2. 操作方法

(1)观察生命体征。

(2)建立静脉输液通道,补充血容量。

(3)镇痛镇静,如哌替啶(度冷丁)50 毫克肌内注射,地西泮 10 毫克静脉注射。

(4)抽血查血型,做交叉配血。

(5)导尿、观察并记录尿量。

(二十九)吸入性损伤

吸入性损伤即呼吸道损伤,临床表现为声音嘶哑、咳嗽、咳痰、胸闷、气急、肺部听诊哮鸣音。

1. 物品准备 吸痰用物,吸氧用物,静脉滴注用物,急救车。

2. 抢救程序

(1)吸痰,必要时气管切开。

(2)吸氧。

(3)观察生命体征。

(4)建立静脉输液通道。

(5)药物抢救,如地塞米松10～20毫克静脉注射。

(三十)有机磷中毒的抢救(门诊)

有机磷农药多属酸酯及焦磷脂类化合物,可经皮肤,消化道、呼吸道黏膜侵入人体,抑制了胆碱酯酶的活性,造成组织中乙酰胆碱积聚。临床表现为恶心、呕吐、腹痛、腹泻、大汗、瞳孔缩小、流泪、肌束震颤,严重者可并发肺水肿、脑水肿、呼吸衰竭。

1. 物品准备 洗胃用物,吸氧用物,静脉滴注用物,急救车。

2. 抢救程序

(1)观察生命体征。

(2)洗胃。

(3)特效解毒药,如阿托品、解磷定。

(4)呼吸困难者给予吸氧。

(5)建立静脉输液通道。

四、常用急救药物

(一)中枢兴奋类药

中枢兴奋类药的作用与不良反应,见表2。

表2 中枢兴奋类药作用与不良反应

药 名	剂量与用法	作 用	不良反应及毒性
尼可刹米(可拉明)	0.375克肌内或静脉注射,可每1～2小时重复1次	直接兴奋延脑呼吸中枢,并通过颈动脉体和主动脉体化学感觉器反射性地兴奋呼吸中枢。用于各种呼吸抑制	大剂量出现血压升高、心悸、震颤及肌僵,应及时停药以防惊厥
盐酸山梗菜碱(洛贝林)	皮下或肌内注射,成人1次3～10毫克;静脉注射,成人1次3毫克,儿童1次0.3～3毫克	刺激颈动脉体和主动脉体化学感受器,反射性地兴奋呼吸中枢。用于新生儿窒息和一氧化碳中毒及呼吸衰竭	大剂量可引起心动过缓、传导阻滞。过大剂量可引起心动过速

(二)拟肾上腺素类药

拟肾上腺素类药的作用与不良反应，见表3。

表3　拟肾上腺素类药作用与不良反应

药　名	剂量与用法	作　用	不良反应及毒性
盐酸肾上腺素	皮下或肌内注射0.25～1毫克。心内注射每次1毫克	为肾上腺素能受体兴奋药。兴奋心脏、使血管收缩、血压升高，又可使支气管平滑肌弛缓并减少支气管黏膜水肿及充血。用于心脏骤停、过敏性休克、支气管哮喘	常见不良反应为心悸、头痛，有时可引起心律失常，甚至心室颤动。故应严格控制剂量
异丙肾上腺素	0.5～1毫克心内或静脉注射。或0.5～1毫克加入5%葡萄糖注射液200毫升中静脉滴注	为β受体兴奋药，使心收缩力加强，加快心率和加速传导	常有心悸、头晕、头痛等不良反应，偶见心律失常
去甲肾上腺素	用2毫克加入5%葡萄糖注射液500毫升内静脉滴注，根据情况掌握滴注速度，待血压升至所需水平后，减慢滴速。如效果不好可加大浓度，极量为0.025毫克/分钟	具有很强的血管收缩作用，使全身小动脉与小静脉都收缩(但冠状血管扩张)，外周阻力增高，血压上升。临床上主要利用它的升压作用，静脉滴注用于各种原因引起的休克	静脉滴注时，药液外漏，可引起局部组织缺血性坏死。应热敷，亦可用酚妥拉明(2.5～5毫克溶于10毫升生理盐水)皮下浸润注射，以对抗其血管收缩作用。高血压、心肌缺血、动脉硬化时忌用

(三)抗休克血管活性类药

抗体克血管活性类药的作用与不良反应，见表4。

表4　抗休克血管活性类药作用与不良反应

药　名	剂量与用法	作　用	不良反应及毒性
间羟胺(阿拉明)	15～100毫克加入5%葡萄糖注射液250～500毫升中静滴，20～30滴/分钟	主要是直接兴奋α受体，也促进神经末梢释放去甲肾上腺素。使周围血管收缩产生升压作用。用于各种原因引起的休克	不宜与碱性药物共同静脉滴注
多巴胺	10～20毫克加入5%葡萄糖注射液500毫升中静脉滴注，根据血压调节用药浓度	可兴奋β_1受体，也具有一定的α受体兴奋作用。使心排血量增加，心收缩力增强。能舒张肾血管，肠系膜血管和冠状血管。用于各种类型休克	大剂量时可使呼吸加速、心律失常，停药后迅速消失。甲亢和严重高血压者忌用

续表

药 名	剂量与用法	作 用	不良反应及毒性
盐酸甲氧胺(美速克新命)	10毫克肌内注射或5～10毫克用5%葡萄糖液稀释后缓慢静脉注射	具有收缩周围血管的作用,由于血压升高,可反射性引起心率减慢。可用于大出血、创伤及外科手术所引起的低血压、心肌梗死所致休克,以及室上性心动过速	大剂量时偶可出现血压过高伴有头痛、心动过速、恶心、呕吐等
多巴酚丁胺	250毫克加入5%葡萄糖注射液250毫升中静脉滴注	为选择性心脏 β_1 受体兴奋药,能增强心肌收缩力,增加心排出量。临床用于心肌梗死后或心脏外科手术时心排血量低的休克患者及急性、慢性心力衰竭伴休克患者	可有心悸、恶心、头痛、胸痛、气短等

(四)强心苷类药

强心苷类药的作用与不良反应,见表5。

表5 强心苷类药作用与不良反应

药 名	剂量与用法	作 用	不良反应及毒性
毛花苷C(西地兰)	0.4～0.8毫克加入5%葡萄糖注射液20毫升中缓慢静脉注射	作用与毒毛旋花子苷K类药相同,但作用稍慢,排泄较快。适用于急性和慢性心力衰竭、心房颤动和阵发性心动过速	过量时有恶心、食欲减退、腹泻、心动过缓、房室传导阻滞、期前收缩、黄视等症状

(五)抗心律失常类药

抗心律失常类药作用与不良反应,见表6。

表6 抗心律失常类药作用与不良反应

药 名	剂量与用法	作 用	不良反应及毒性
维拉帕米(异搏定)	5毫克加入5%葡萄糖注射液20毫升静脉注射。口服40毫克,每日3次	为冠状动脉扩张药,能显著增加冠状动脉血流量,降低心肌氧耗量。兼有β受体阻滞药的作用,减慢心率。用于心绞痛及室上性心律失常	少数可引起房室传导阻滞,甚至发生室颤和心脏停搏
利多卡因	静脉注射为1～2毫克/千克体重,见效后改为100毫克溶于5%葡萄糖注射液100～200毫升静脉滴注,1～2毫升/分钟,每小时不超过100毫克。肌内注射为4～5毫克/千克体重	本品为局部麻醉药,主要用于阻滞麻醉及硬膜外麻醉。并能延长心室有效不应期,抑制束支纤维的自律性。本品亦可为膜抑制性药物,其他生理作用主要在心室肌。用于治疗各种室性心律失常	过量可致肌肉抽搐,甚至精神错乱,癫痫发作。极量可抑制呼吸,应即停药并进行适当的处理。有严重心动过缓及过敏史者禁用

续表

药 名	剂量与用法	作 用	不良反应及毒性
盐酸普鲁卡因胺	0.4～0.8毫克加5%葡萄糖注射液250毫升静脉滴注，每分钟2～4毫升；或100毫克稀释后静脉注射，以后每5～10分钟重复此剂量，最大剂量不超过1克，有效后可用2～3毫克/分钟，静脉滴注维持或改为口服。口服0.25～0.5克，每日4次	能延长心房的不应期，降低心房到心室的传导性及心肌的应激性。与奎尼丁相比，普鲁卡因胺的最大优点可静脉用药，对室性心律失常优于房性心律失常。适用于阵发性室性心动过速、频发期前收缩(对室性期前收缩疗效好)、心房纤颤，常与奎尼丁交替使用	有厌食、呕吐、恶心及腹泻等不良反应，偶有幻视、幻听、精神抑郁等症状出现，长期服用可出现红斑狼疮样症状。静脉滴注可使血压下降，发生虚脱，应严密观察血压、心率和心律变化。对心脏的不良反应与奎尼丁相似，可引起QRS间期增宽，P-R间期延长等

(六)血管扩张类药及抗心绞痛类药

血管扩张类药及抗心绞痛类药的作用与不良反应，见表7。

表7 血管扩张类药及抗心绞痛类药作用与不良反应

药 名	剂量与用法	作 用	不良反应及毒性
硝普钠	50毫克溶于5%葡萄糖注射液500毫升内静脉滴注，开始滴速为0.5～1.5毫克/千克体重/分钟	扩张周围血管使血压下降，降低外周阻力作用迅速。用于急性左心衰竭及高血压危象	静脉滴注作用快速、强大而短暂，故必须严密监护，根据血压调整滴速。静脉滴注时药液应避光并应新鲜配制使用
硝酸甘油	2.5～5毫克加入500毫升葡萄糖注射液中静脉滴注，2.5～5微克/分钟。片剂：0.6毫克必要时舌下含服	直接松弛血管平滑肌，使周围血管扩张，外周阻力减小，心排血量降低，心脏负荷减轻，心肌耗氧量减少。临床用于防治心绞痛，也可用于解除胆绞痛、肾绞痛等	用药后可出现头痛、心跳加快，有时动脉压急降可致虚脱

(七)抗胆碱类药

抗胆碱类药的作用与不良反应,见表8。

表8　抗胆碱类药作用与不良反应

药　名	剂量与用法	作　用	不良反应及毒性
阿托品	一次0.5～1毫克皮下、肌内或静脉注射。有机磷农药中毒药量为5～20毫克加入小壶,以后每隔10～20分钟1次,根据病情调整药量及间隔时间,直至病人清醒	为阻断M-胆碱受体的抗胆碱药,能解除平滑肌痉挛,抑制腺体分泌,解除迷走神经对心脏的抑制,使心跳加快,兴奋呼吸中枢。用于抢救感染性休克、有机磷农药中毒,治疗内脏绞痛、迷走神经兴奋性增加所致的心动过缓及房室传导阻滞等	常有口干、眩晕,严重时瞳孔散大、皮肤潮红、心率加快、惊厥、烦躁。中毒解救主要为对症治疗。中枢神经兴奋症状可适当使用镇静药,呼吸抑制时可用尼可刹米肌内注射,使用人工呼吸或吸氧。对抗其外周作用,可用毒扁豆碱、新斯的明、毛果芸香碱等。青光眼患者忌用
山莨菪碱	抢救感染中毒性休克,成人10～20毫克,小儿0.3～2毫克/千克体重。根据病情每隔10～30分钟可重复给药,或延长间隔及减量	作用与阿托品相似或稍弱。适用于感染中毒性休克、血管性疾病、平滑肌痉挛及各种神经痛等	一般有口干、面红、轻度扩瞳、视物模糊和心跳加快等,个别患者排尿困难,多在1～3小时内消失

(八)解毒类药

解毒类药作用与不良反应,见表9。

表9　解毒类药作用与不良反应

药　名	剂量与用法	作　用	不良反应及毒性
解磷定	0.8～1.2克加入5%葡萄糖注射液40毫升静脉注射或加输液中滴注	可夺取磷酰化胆碱酯酶中的磷酰基,使胆碱酯酶解离出来,恢复其活性。用于治疗有机磷农药中毒	静脉注射过快可引起视力模糊、眩晕、头痛、恶心、心动过速等反应
氯解磷定	0.25～1克稀释后静脉滴注,1～2小时后可重复注射	作用与解磷定相似	不良反应与解磷定相似
亚甲蓝(美蓝)	氰化物中毒:5～10毫克/千克体重配成1%溶液静脉注射。亚硝酸盐中毒:5～10毫克静脉注射	在体内激酶的帮助起着递氢体的作用(氢化还原)。临床用于氰化物中毒及亚硝酸盐中毒	静脉注射剂量过大(500mg)时,可引起恶心、腹痛、心前区痛、眩晕、头痛、出汗和神志不清等反应

(九)平喘类药

平喘类药的作用与不良反应,见表10。

表10 平喘类药作用与不良反应

药 名	剂量与用法	作 用	不良反应及毒性
氨茶碱	0.25~0.5克以5%葡萄糖注射液20~40毫升稀释,缓慢静脉注射,或0.25克加2%普鲁卡因2毫升肌内注射	松弛支气管平滑肌,松弛胆管和冠状血管平滑肌,并有强心和利尿作用。常用于心源性肺水肿、支气管哮喘及胆绞痛	静脉滴注过快或浓度过高时,可使心肌过度兴奋而产生心悸、惊厥、血压下降等严重反应,应加以注意

(十)止血类药

止血类药的作用与不良反应,见表11。

表11 止血类药作用与不良反应

药 名	剂量与用法	作 用	不良反应及毒性
垂体后叶素	门静脉压增高的上消化道出血可于500毫升输液中加入40~80单位,缓慢静脉滴注。肺出血用垂体后叶素10单位加入5%葡萄糖注射液20~40毫升中缓慢静脉滴注。产后出血可一次肌内注射5~10单位。催产和引产,每次2~5单位溶于5%葡萄糖注射液500毫升缓慢静脉滴注	可使内脏小动脉、毛细血管收缩;减少肺内血流量;降低肺静脉压力,有利于肺血管破裂处血栓形成。适用于肺出血、门静脉压增高的上消化道出血,也可用于产后出血或催产和引产	可能出现面色苍白、出汗、心悸、胸闷、腹痛。出现过敏性休克等,应立即停药
氨甲苯酸(止血芳酸)	静脉注射或静脉滴注:0.1~0.3克/次,1日不超过0.6克	原发性纤维蛋白溶解过度所引起的出血;急性或慢性,局限性或全身性的高纤溶血性出血,癌症、白血病、妇产科意外、严重肝病出血	对癌出血、大量创口出血等无止血作用

(十一)激素类药

激素类药的作用与不良反应,见表12。

表 12　激素类药作用与不良反应

药　名	剂量与用法	作　用	不良反应及毒性
地塞米松(氟美松)	2～10毫克肌内注射或静脉注射,也可加入输液中	具有抗炎及抗过敏作用。降低毛细血管壁通透性,抑制组织胺及其他毒性物质的形成及释放。当严重中毒性感染时与大量抗菌药物配合使用,可有良好的降温、抗毒、抗炎、抗休克的作用。并可用于严重的过敏性疾病、结缔组织病等	较大量服用易引起糖尿及类库欣综合征,长期服用较易引起精神症状和精神病,溃疡病、血栓性静脉炎、活动性肺结核、肠吻合术后病人忌用或慎用。其余参阅药学专著

(十二)镇静类药

镇静类药的作用与不良反应,见表13。

表 13　镇静类药作用与不良反应

药　名	剂量与用法	作　用	不良反应及毒性
地西泮	肌内或静脉注射,1次10～30毫克	有镇静、抗焦虑、肌肉松弛、抗惊厥作用。用于治疗癫痫发作、镇静、抗惊厥	静脉注射过快可抑制心血管和呼吸功能

(十三)镇痛类药

镇痛类药的作用与不良反应,见表14。

表 14　镇痛类药作用与不良反应

药　名	剂量与用法	作　用	不良反应及毒性
吗啡	皮下注射,每次5～10毫克,每日1～3次	能抑制大脑皮质痛觉区,有强镇痛作用。对呼吸中枢及咳嗽中枢有抑制作用。临床上用于外伤性剧痛(如烧伤、骨折等)、内脏剧痛(如心肌梗死患者心前区剧烈绞痛)。此外,还用于心源性哮喘、手术麻醉前给药	主要不良反应是眩晕、呕吐、便秘,婴儿及哺乳妇女忌用。连续使用2周以上可成瘾,应用时必须十分慎重

(十四)利尿类药

利尿类药的作用与不良反应,见表15。

表 15 利尿类药作用与不良反应

药名	剂量与用法	作用	不良反应及毒性
呋塞米	20～200毫克肌内注射或用葡萄糖注射液稀释后静脉注射	利尿作用强，能迅速抑制近端肾小管对钠和水的重吸收，并抑制髓袢升支对钠的重吸收，使钠、钾、水的排出量增加。临床用于急性肺水肿、脑水肿、急性肾衰竭及顽固性水肿等	注意水和电解质紊乱及胃肠道反应。注意耳毒性

五、临床常用监护指标及参考值

(一)呼吸功能常用监护指标

呼吸功能常用监护指标及参考值，见表16。

表 16 呼吸功能常用监护指标及参考值

项目	正常值
Vr(潮气量)	350～500ml(7～10ml/kg)
F(呼吸频率)	16～24次/min
IRV(补吸气量)	2000ml
ERV(补呼气量)	1000ml
IC(深呼气量)	50%～70%VC
VC(肺活量)	3500～5000ml
VE(每分通气量)	6000～8000ml/min
MVV(最大通气量)	80～100L(预计值75%)
FVC(时间肺活量)	第1s 83% 第2s 94% 第3s 97%
FEV1(1s用力呼气量)	1～5.7L(>预计值80%)
MMER(最大呼气中期流速)	0.2～7.4/min(预计值60%)
AVI=%MVV(气速指数)	0.8～1.2
%VC	<7阻塞性 >1.3限制性
RV(残气量)	600～1500ml
FRC(功能残气量)	1500～2500ml
TVC(肺总量)	3～9L
VD(无效腔量)	150ml(小儿2ml/kg)
VD/Vt(无效腔量/潮气量)	0.25～0.4
Qs/Qt(肺内分流量)	5%～8%
V/Q(通气血流比例)	0.8
IF(最大吸气力)	−75～100cmH_2O
A-aDO2(肺泡动脉氧分压差)	3.3～9.3kpa(25～70mmHg)
VO_2(氧消耗)	115～165ml/(m^2.min)
O_2avail(氧输送)	500～650ml/(m^2.min)

(二)血液气体分析

血液气体分析检查项目及参考值,见表17。

表17 血液气体分析参考值

项 目	正常值
pH(血酸碱值)	7.35～7.45
PaO_2(动脉血氧分压)	10.6～14.66kpa(80～110mmHg)
Pv-O_2(混合静脉血氧分压)	5.33kpa(40mmHg)
$PaCO_2$(动脉血二氧化碳分压)	4.66～5.60 kpa(35～45mmHg)
HCO_3^-(实际碳酸氢)	22～27mmol/L
SB(标准碳酸氢)	22～27mmol/L
BB(缓冲碱)	45～50mmol/L
BE(剩余碱)	±3.0mmol/L
CaO_2(动脉血氧含量)	15～23ml/dl
CvO_2(静脉血氧含量)	11～18ml/dl
SaO_2(动脉血氧饱和度)	92%～98%
SvO_2(混合静脉血氧饱和度)	64%～88%
P_{50}(Sao_2 在50%时的动脉血氧分压)	3.6Kpa(27mmHg)
PCO_2(二氧化碳总量)	24～32mmol/L

计数公式:VC=VT. fA$-$aDO_2=$PAO_2$$-$$PaO_2$(mmHg)$PAO_2$=(PB$-$47)$FiO_2$$-$$PaO_2$RVD/Vr=$PaCO_2$$-$$PeCO_2$

$PaCO_2$

QS/QT=0.0031×A$-$aDo_2(a$-$VDCO_2)+(0.0031×A$-$aDO_2)

VO_2=Cl×Ca$-$VDO_2×10

O_2avail=Cl×CaO_2×10

静态顺应性 L/cmHO_2=Vr

EIP$-$PEEP

动态顺应性 L/cmHO_2=Vr

Pe$-$PEEP

(三)血流动力学指标

血流动力学检查项目及正常值,见表18。

表 18　血流动力学指标正常值

项　目	正 常 值
HR(心率)	60～100 次/min
BP(血压)	12～17.33/8.0～12kpa(90～130/60～90mmHg)
MAP(平均动脉压)	11.33～12.67kpa(85～95mmHg)
RAP(右房压)	0～1.07kpa(0～8mmHg)
RVP(右室压)	2～3.33/0～1.07kpa(15～25/0～8 mmHg)
PASP(肺动脉收缩压)	1.6～2.3kpa(12～18mmHg)
PADP(肺动脉舒张压)	0.66～2.13kpa(5～16mmHg)
PAP(肺动脉压)	2～3.33/1.07～1.87kpa(15～25/8～14mmHg)
PAWP(肺小动脉嵌入压)	0.80～1.60kpa(6～12mmHg)
LAP(左房压)	0.53～1.60kpa(4～12mmHg)
LVEDP(左室舒张末压)	0.53～1.60kpa(4～12mmHg)
SV(每搏量)	60～90ml/beat
SI(每搏指数)	35～45ml/(m^2. beat)
CO(每分心排出血量)	4～6L/min
CI(心搏指数)	2.6～4.0L/min/m^2
PVR(肺循环总阻力)	100～250dyn·s/cm^5
SVR(体循环总阻力)	800～1500dyn·s/cm^5
LVEDV(左室舒张末容量)	70ml/m^2
Dp/dtmax(左室压力升高速率) 右室压力升高速率	199～240kpa/s(1500～1800mmHg/s) 33.3kpa(250mmHg/s)
LVSWI(左室每搏功指数)	45～60 gm·m/m^2
RVSWI(右室每搏功指数)	6～11gm·m/m^2
EF(射血分数)	>0.50

计数公式：

MAP(mmHg)＝DBP＋1/3 脉压

$$CI(L/min/m^2)=\frac{CO}{BSA}$$

$$SV(ml/beat)=\frac{CO}{HR}$$

$$SVI(ml/beat/m^2)=\frac{SV}{BSA}$$

$$SVR=dyn.\ s/cm^5=\frac{MAP-PAP}{CO}\times 80$$

$$PVR=dyn.\ s/cm^5=\frac{PAP-PAWP}{CO}\times 80$$

$$LVSW=(gm.\ m/m^2)=SI\times MAP\times 0.0136$$

$$RVSW(gm.\ m/m^2)=SI\times PAP\times 0.0136$$

$$EF=\frac{SV}{EDV}$$

六、临床常规检验正常值

(一)血液学检查

红细胞数

　　4.0～5.5×10^{12}/L(男)

　　3.5～5.0×10^{12}/L(女)

　　6～7×10^{12}/L(新生儿)

血红蛋白

　　120～150g/L(男)

　　110～150g/L(女)

白细胞总数

　　成人 4～10×10^{9}/L

　　儿童 5～12×10^{9}/L

　　新生儿 15～20×10^{9}/L

白细胞分类计数

　　中性分叶核粒细胞:50%～70%

　　中性杆状核粒细胞:1%～4%

　　嗜酸性粒细胞:2%～4%

　　嗜碱性粒细胞:0%～1%

　　淋巴细胞:20%～30%

　　单核细胞:2%～8%

血小板计数:100～300×10^{9}/L

出血时间:1～3min

凝血时间:5～10min(试管法)以第三管凝固时间为准

　　　　2～5min(玻片法)

血浆凝血酶原时间(PT):12～14min

红细胞比积

　　男:42%～49%

　　女:37%～43%

红细胞沉降率(血沉、ESR)

　　潘氏法(斜式样5度、手指血抗凝)

　　<10mm/15min(男)

　　<12mm/15min(女)

　　魏氏法(静脉血)

　　<15mm/1h(男)

　　<20mm/1h(女)

(二)血生化检查

血糖:3.89～6.38mmol/L

尿素(BUN):2.9～7.1mmol/L

尿酸(VA):149～416mmol/L

肌酐(CR):62～133mmol/L

二氧化碳结合力(CO_2CP):

45～70vol%(酸碱滴定法)

40～65vol%(儿童)

钾(K):3.5～5.5 mmol/L

钠(Na):135～145 mmol/L

氯化物:96～108 mmol/L

钙(Ca):2.18～2.75 mmol/L(成人)

2.5～3.0 mmol/L(儿童)

磷(P):0.97～1.62 mmol/L(成人)

1.45～2.10 mmol/L(儿童)

淀粉酶

血 42～215U

尿 100～1200U

胆固醇(CHOL):2.53～5.4 mmol/L

(三)肝功能检查

黄疸指数:<5U

总胆红素(IBIL):<17.1 mmol/L

直接胆红素(DBIL):<4.3mmol/L

丙氨酸氨基转移酶(ALT):<45U/L

碱性磷酸酶:15～112U/L

血氨:<75mmol/L

血清蛋白

总蛋白(TP):60～80g/L

白蛋白(ALB):40～50g/L

球蛋白(GLB):20～30g/L

白/球=1.5～2.5/1

(四)尿液检查

尿比重:1.015～1.020

尿蛋白:(一)

尿管型:(一)

尿细胞

红细胞：(—)

白细胞：(—)；＞5 为不正常/高倍镜

尿 pH 值：5.0～7.0(弱酸性)

尿蛋白定量：30～75mg/d

尿三胆试验

尿胆原：＜1∶20，阳性者为正常

胆红素：(—)

尿胆素：弱阳性

(五)肾功能检查

尿浓缩试验

正常：至少有一次尿比重＞1.025

尿稀释试验

正常：尿比重至少有一次＜1.003

自由水清除率：—70±50ml/h

(六)脑脊液检查

压力：卧位 100～200mmH_2O

坐位 350～400mmH_2O

外观：无色透明液

细胞数：正常为 0～5 个，大多为淋巴细胞，新生儿可达 0～15 个，如穿刺外伤所致脑脊液细胞数改变，正常应为：

红细胞∶白细胞＝500～700∶1

糖：成人 2.8～4.2mmol/L

儿童 3.3～5.0mmol/L

蛋白质：0.1～0.45g/L

氯化物：120～128mmol/L

(七)血气分析值

血液酸碱度(pH 值)：7.35～7.45，平均值 7.40

二氧化碳分压($PaCO_2$)：4.67～6.0kpa(35～45mmHg)

剩余碱(BE)：±3mmol/L，平均值(0)

缓冲碱(BB)：平均值 42mmol/L

标准碳酸氢(SB)：21～26mmol/L，平均值 23～24 mmol/L

实际碳酸氢(SB)：21～28mmol/L，平均值 24～25mmol/L

二氧化碳总量(TCO_2)：22～28

氧饱和度(SaO_2)：平均值 96±1%

氧分压(PaO_2)：10.67～14.66kpa(80～110mmHg，平均值 90mmHg)

(八)乙型肝炎病毒抗原抗体检测

乙型肝炎病毒抗原抗体检测及结果分析,见表19。

表19 乙肝病毒抗原抗体检测及结果分析

HBsAg	HBeAg	抗 HBe	抗 HBc	抗 HBs	结果分析
+	+	−	−	−	急性乙肝或慢性乙肝
+	+	−	+	−	急性或慢性乙肝("大三阳")
+	−	+	+	−	急性感染趋向恢复("小三阳")
−	−	+	+	+	急性乙肝恢复期
−	−	−	+	+	曾感染过乙肝
−	−	−	+	−	感染过乙肝病毒
−	−	−	−	+	乙肝疫苗接种或感染过乙肝病毒

七、各种药物皮试液配制方法

头孢类药皮试液配制方法

0.5g 药品加生理盐水 5ml 即 1ml 含 100000ug
抽 0.1ml 加生理盐水 0.9ml　　浓度比 1ml=10000ug
抽 0.1ml 加生理盐水 0.9ml　　浓度比 1ml=1000ug
抽 0.3ml 加生理盐水 0.7ml　　浓度比 1ml=300ug
皮内注射 0.1ml(含 30ug)

1.0g 药品加生理盐水 5ml 即 1ml 含 200000ug
抽 0.1ml 加生理盐水 0.9ml　　浓度比 1ml=20000ug
抽 0.1ml 加生理盐水 0.9ml　　浓度比 1ml=2000ug
抽 0.5ml 加生理盐水 0.5ml　　浓度比 1ml=1000ug
抽 0.3ml 加生理盐水 0.7ml　　浓度比 1ml=300ug
皮内注射 0.1ml(含 30ug)

先锋霉素皮试液配制方法

1.0g 药品加生理盐水 5ml 即 1ml 含 200mg
抽 0.1ml 加生理盐水 0.9ml　　浓度比 1ml=20mg
抽 0.1ml 加生理盐水 0.9ml　　浓度比 1ml=2mg
抽 0.5ml 加生理盐水 0.5ml　　浓度比 1ml=1mg
抽 0.5ml 加生理盐水 0.5ml　　浓度比 1ml=0.5mg
皮内注射 0.1ml(含 50ug)

八、常用物品的准备和灭菌

(一)敷料和布类物品

包括纱布、棉球、治疗巾、手术单、手术衣、被单、枕套等。

1. 准备 未被脓血污染的布类物品，可用肥皂或洗衣粉洗净、晾干。病房或手术室用剩的煤酚皂溶液(来苏儿)、氨水、苯扎氯铵(新洁尔灭)等均有去污作用，可用来浸洗布类物品。已被脓血污染的物品，应先做消毒处理，如用2%～3%煤酚皂溶液(来苏儿)或1∶5000苯扎氯铵(新洁尔灭)浸泡2～3小时后，再行洗涤。带脓血的敷料不能用热水浸泡，否则蛋白质变性后污迹不易洗掉。

2. 灭菌 将敷料或布类物品按一定规格折叠，用双层布包裹，高压蒸气灭菌，压力为每平方厘米1.2～1.4千克压力，时间15～20分钟。或用流动蒸气灭菌1～2小时。

(二)一般金属器械

1. 准备 包括镊子、钳子、牵开器等用肥皂水洗刷，清水冲净，要特别注意沟槽处和关节处的清洁。锈痕、污迹等可用干去污粉或细砂纸擦去。已经清洁并涂油保存的器械，灭菌前要去油脂。

2. 灭菌 按需要配成器械包，用双层布包裹，高压蒸气灭菌，压力每平方厘米1.2～1.4千克，时间15～20分钟。或用2%碳酸氢钠水煮沸，灭菌15～20分钟。

3. 保存 金属器械使用后，应立即用肥皂水洗刷干净，用2%碳酸氢钠水煮沸10分钟，以消毒和去污。捞出后擦干，表面涂上液状石蜡或凡士林，注意在关节处要涂有足够的油。存放于干燥处，防止生锈。

(三)锐利金属器械

1. 准备 如刀、剪、缝针等用肥皂水洗刷，检查锋刃是否锐利，必要时用磨石磨好。

2. 灭菌 浸泡于0.1%苯扎氯铵(加0.5%亚硝酸钠)溶液或纯煤酚皂溶液30分钟，浸泡前要将器械上油脂擦去，关节张开。使用前要用无菌盐水洗净消毒液。特殊情况下，亦可用燃烧或煮沸法灭菌。

3. 保存 使用后应用肥皂水洗刷，擦干，再放回消毒液中灭菌。如暂时不用，须于擦干后涂油，必要时再用棉花或蜡纸包裹锋刃，放在干燥处保存。

(四)搪瓷类物品

1. 准备 如治疗碗、弯盘等用肥皂水或热碱水洗净，污迹用去污粉擦去。

2. 灭菌 高压蒸气灭菌，每平方厘米1.2～1.4千克压力，时间15～30分钟。煮沸灭菌在水沸后放入，煮15～20分钟。

(五)橡胶类物品

1. 清洁 如热水袋、气圈等用肥皂水洗净,污迹用汽油擦去。

2. 消毒 用2%~3%煤酚皂溶液浸泡2小时。

3. 保存 消毒后用清水洗净,擦干后吹气至半满,塞紧后挂起。避免受压、日晒、过冷、过热和接触挥发性液体(如汽油、氨水)、酸、碱、油类等。

(六)乳胶制品

1. 准备 如手套、气囊等,清洁方法同橡胶类物品。手套须检查有无破口。可在吹入空气后,捏紧手套口,将空气挤入各指内,把手套靠近面颊,试验有无漏气。有破口的手套应做修补。

2. 灭菌 高压蒸气灭菌,将手套配对,内外面均撒上滑石粉,手套边缘向外翻转3~4厘米,另放入一小包滑石粉,用布将手套包好,高压蒸气灭菌1.0~1.2千克压力,时间10分钟。煮沸灭菌时手套内灌水至半满,配对后用带子松松扎住手套口,水沸后放入煮10分钟。

(七)无菌物品的保管和使用

无菌物品是指经过高压蒸气或煮沸灭菌后,致病微生物已完全杀灭的物品。无菌物品的保管和使用均有一定的要求,重点在于保持物品的无菌状态,避免细菌对物品的污染。为此,应尽可能阻断细菌入侵的途径,如避免空气、灰尘、水,带菌物品等与无菌物品接触。

(八)无菌物品保管注意事项

1. 用双层布包裹的物品,经高压蒸气灭菌后,在干燥的情况下10~14日内可保证无菌,超过此期限,或在保存期间内被水浸湿,物品虽未经使用,也应认为已被污染而须重新灭菌。

2. 煮沸灭菌的物品,应在当日使用,超过6~8小时未使用,虽用无菌巾包好,也应认为已被污染。

3. 无菌包或无菌容器内的无菌物,如将包布或容器盖打开,动用部分无菌物,虽然再包裹或加盖,24小时后剩余物应认为已被污染。

4. 无菌敷料钳或镊子及其浸泡的容器,应每日煮沸消毒1次,并更换新的消毒液(如苯扎氯铵)。如为酒精,应过滤并测定其浓度,添加95%酒精,保持70%~75%浓度。

5. 无菌治疗盘应现铺现用,如铺好而未用,4小时后应认为已被污染。

九、紫外线消毒

适用于室内空气、物体表面和水及其他液体的消毒。

(一)紫外线消毒灯和消毒器

1. 消毒用的紫外线　是C波紫外线，其波长范围是200～275纳米，杀菌作用最强的波段是250～270纳米，消毒用的紫外线光源必须能够产生辐照值达到国家标准的杀菌紫外线灯。

2. 紫外线制备　消毒应采用等级品的石英玻璃管，以期得到满意的紫外线辐照强度。紫外线消毒灯可以配备用对紫外线反射系数高的材料(如抛光铝板)制成的反射罩。

3. 要求　用于消毒的紫外线灯在电压为220伏、环境相对湿度为60%、温度为20℃时，辐射的253.7纳米紫外线强度(使用中的强度)不得低于70微瓦/平方厘米(普通30瓦直管紫外线灯在距灯管1米处测定，特殊紫外线灯在使用距离处测量，使用紫外线测强仪必须经过标定，且在有效期内；使用的紫外线强度监测指示卡，应取得卫生许可批件，并在有效期内使用)。

紫外线灯使用过程中辐照强度逐渐降低，故应定期测定消毒紫外线的强度，一旦降到要求的强度以下时，应及时更换。

4. 紫外线消毒灯的使用寿命　即由新灯的强度降低到70微瓦/平方厘米的时间(功率≥30瓦)，或降低到原来新灯强度的70%(功率<30瓦)的时间，应不低于1000小时。紫外线灯生产单位应提供实际使用寿命。

5. 目前我国使用的紫外线消毒灯品种

(1)普通直管热阴极低压汞紫外线消毒灯：灯管采用石英玻璃或其他对紫外线透过率高的玻璃制成，功率为40瓦、30瓦、20瓦、15瓦等。要求出厂新灯辐射253.7纳米紫外线的强度(在距离1米处测量，不加反光罩)为：功率>30瓦灯，≥90微瓦/平方厘米/平方厘米；功率>20瓦灯，≥60微瓦/平方厘米；功率15瓦灯，≥20微瓦/平方厘米。由于这种灯在辐射253.7纳米紫外线的同时，也辐射一部分184.9纳米紫外线，故可产生臭氧。

(2)高强度紫外线消毒灯：要求辐射253.7纳米紫外线的强度(在灯管中心垂直距离1米处测定)为：功率30瓦灯，>70微瓦/平方厘米；11瓦灯，>40微瓦/平方厘米。

(3)低臭氧紫外线消毒灯：也是热阴极低压汞灯，可为直管型或H型，由于采用了特殊工艺和灯管材料，故臭氧产量很低，要求臭氧产量<1毫克/小时。

(4)高臭氧紫外线消毒灯：由于采取了特殊工艺，这种灯产生较大比例的波长184.9纳米的紫外线，故臭氧产量较大。

6. 使用方法　用间接照射法对室内空气消毒。在室内无人条件下，可采取紫外线灯悬吊式或移动式直接照射。采用室内悬吊式紫外线消毒时，室内安装紫外线消毒(30瓦紫外线灯，在1.0米处的强度>70微瓦/平方厘米)需平均每立方米不少于1.5瓦，照射的时间不少于30分钟。

7. 注意事项

(1)在使用过程中，应保持紫外线灯表面的清洁，一般1～2周用无水酒精棉球擦拭1次，发现灯表面有灰尘、油污时，应随时擦拭。

(2)用紫外线灯消毒室内空气时，房间内应保持清洁干燥，减少尘埃和水雾，温度低于20℃或高于40℃，相对湿度大于60%时适当延长照射时间。

(3)用紫外线灯消毒物品表面时，应使照射表面受到紫外线的直接照射，且达到足够的照射剂量。

(4)不得使紫外线光源照射到人，以免引起损伤。

(5)紫外线强度计至少1年标定1次。

(二)紫外线消毒效果监测

1. 监测方法

(1)紫外线辐照计测定法：开启紫外线灯5分钟后，将测定波长253.7纳米的紫外线辐照计探头置于被检紫外线灯下垂直距离1米的中央处，待仪表稳定后，所示数据即为该紫外线灯管的辐照度值。

(2)紫外线强度照射指示卡监测法：开启紫外线灯5分钟后，将指示卡置紫外线灯下垂直距离1米处，有图案一面朝上，照射1分钟(紫外线照射后，图案正中光敏色块由乳白色变成不同程度的淡紫色)观察指示卡色块的颜色，将其与标准色块比较，读出照射强度。

2. 注意事项　测定时电压220±5伏，温度20℃～25℃，相对湿度<60%，紫外线辐照计必须在计量部门检定的有效期内使用；指示卡应获得卫生许可批件，并在有效期内使用。

十、物体和环境表面消毒

Ⅰ、Ⅱ类物体表面的消毒：Ⅰ类环境包括层流洁净手术室、层流洁净病房；Ⅱ类环境包括普通手术室、产房、婴儿室、早产儿室、普通保护性隔离室、供应室洁净区、烧伤病房、重症监护病房。Ⅰ、Ⅱ类环境要求物体表面的细菌总数≤5cfu/cm²(菌源形成单位/平方厘米)。

(一)地面消毒

医院地面经常受到病人排泄物、呕吐物、分泌物的污染，由于人员的流动量大，如果不能及时清除地面污染，极易造成病原菌的扩散。

1. 当地面无明显污染的情况下，通常采用湿拭清，用清水或清洁剂拖地每日1～2次，清除地面的污秽和部分病原微生物。

2. 当地面受到病原菌污染时，通常采用二溴海因消毒剂200～500毫克/升消毒，作用30分钟，致病性芽孢菌污染用1000～2000毫克/升作用30分钟或用有效氯或有效溴500毫克/升的消毒液拖地或喷洒地面。

3. 对结核病人污染的表面，可用0.2%过氧乙酸或含氯消毒剂或二溴海因消毒液擦洗。对烈性传染病病原体污染(如霍乱、炭疽等)的表面，可用有效溴或有效氯1000～2000毫克/升作用30分钟消毒。

（二）墙面消毒

医院墙面在一般情况下污染情况轻于地面，通常不需要进行常规消毒。当受到病原体污染时，可采用化学消毒剂喷雾或擦洗，墙面消毒一般为 2.0～2.5 米高即可。

对细菌繁殖体、肝炎病毒、芽孢污染的墙面，分别用含有效氯或有效溴 250～500 毫克/升、2000 毫克/升与 2000～3000 毫克/升的消毒剂溶液喷雾或擦洗处理，有较好的杀灭效果。喷雾量根据墙面结构不同，以湿润不向下流水为度，一般 50～200 毫升/平方米。

（三）病房消毒

病房内用品有桌子、椅子、凳子、床头柜等。一般情况下室内用品表面是进行日常的清洁卫生工作，用清洁的湿抹布或用干净布浸湿消毒液，每日 2 次擦拭各种用品的表面，可去除大部分微生物。当室内各种用品的表面受到病原菌污染时，必须采取严格的消毒处理。

用 100～200 毫克/升二溴海因，或含有效氯 200～500 毫克/升的消毒剂溶液，含有效碘 250～500 毫克/升的碘伏，擦拭或喷洒室内各种物品表面。

（四）消毒标准

包括各类环境空气、物体表面、医护人员手的消毒。细菌菌落总数卫生标准，见表 20。

表 20　消毒卫生标准

环境类别	范　围	空气（Cfu/m^3）	物体表面（Cfu/cm^2）	医护人员手（Cfu/cm^2）
Ⅰ类	层流洁净手术室、层流洁净病房	≤10	≤5	≤5
Ⅱ类	普通手术室、产房、婴儿室、早产儿室、普通保护性隔离室、供应室无菌区、烧伤病房、重症监护病房	≤200	≤5	≤5
Ⅲ类	儿科病房、妇产科检查室、注射室、换药室、治疗室、供应室清洁区、急诊室、化验室、各类普通病房和房间	≤500	≤10	≤10
Ⅳ类	传染科及病房	—	≤15	≤15

第四篇　临床护理篇

一、急危重症交接班

(一)急性肾衰竭

是一组由多种原因引起的症候群,表现为少尿或无尿,水盐代谢紊乱及氮质血症。其原因主要有肾前性(严重创伤、大出血、各种休克、严重感染、挤压综合征、弥散性血管内凝血、大量丢失体液引起水、电解质紊乱等)、肾性(各种肾小球和肾小管病变、急性链球菌感染后肾小球肾炎、药物引起恶性高血压及各种药物、生物毒素、重金属中毒等)、肾后性(各种引起尿路完全梗阻的病变,如双侧输尿管结石)三方面。

【交接班内容】

(1)病史。

(2)出、入量情况(包括各种液体摄入量及呕吐、大小便量)。

(3)嗜睡、谵妄、昏迷、惊厥等精神情况。

(4)心律、呼吸、血压变化。

(5)厌食、恶心、呕吐、腹胀、腹泻情况。

(6)肾功能及血生化检查情况。

(二)弥散性血管内凝血

是由多种原因引起的临床综合征,其病因和发病机制很复杂。目前认为,凡能引起血管内皮细胞损伤、组织损伤、红细胞及血小板损伤的因素,都可激活血管内凝血系统,使血液处于高凝状态,进而导致弥散性血管内凝血的发生。

【交接班内容】

(1)创面自发性出血,皮肤和黏膜出血及淤斑情况。

(2)血压、心音变化。

(3)微血管溶血情况。

(4)实验室检查情况(“3P”试验、溶血酶原变化)。

(5)药物治疗的效果和反应。

(三)窒息

常见于异物吸入、自缢、喉梗阻、溺水等,抢救应分秒必争。

【交接班内容】

(1)病史。

(2)呼吸道是否通畅，口腔、鼻道异物有无清除。
(3)呼吸、发绀变化，供氧情况。
(4)苍白的皮肤、发冷的手足有无转红、转暖。
(5)心音、呼吸音变化。
(6)小儿应注意哭声变化。

(四)肝性脑病

指严重肝脏疾病引起的神经-精神综合征。
【交接班内容】
(1)睡眠、注意力、识别力、记忆力及定向障碍情况。
(2)行为、情感异常情况。
(3)扑翼样震颤及肌腱反射观察情况。
(4)肝臭情况。

(五)急诊室工作交接班

急诊室常用抢救设备和器械，包括心脏监护仪、除颤器、起搏器、调搏器、自动呼吸机、电动吸引机、洗胃机、直接喉镜、中心静脉压测定包、开胸包、闭式引流包、气管切开包等。各类抢救药品、器械应由专人管理。

急诊室工作交接班包括抢救室、观察室的工作交接班。

1. 抢救室工作交接班

【交接班内容】
(1)抢救病人来诊情况(包括时间、病史及入院方式等)。
(2)抢救病人的急救处理及变化情况，重点是生命体征、意识状态、尿量、药物治疗效果和反应，各种检查结果。
(3)根据不同疾病，分别交代注意事项和重点观察内容。
(4)各种抢救药品、器材、敷料使用情况(含需补充、消毒、更换等)。

2. 观察室工作交接班

【交接班内容】
(1)观察病人出入情况。
(2)观察留观病人的病情变化、情绪、饮食情况。
(3)观察留观病人各项治疗的效果和反应情况。

二、内科疾病交接班

(一)发热待查

发热是疾病的一种症状，常见于各种细菌、病毒、螺旋体和某些原虫等病原体感染的疾病，也见于组织广泛损伤、破坏性病变、脏器梗死、恶性肿瘤、大手术、大量内出血后，亦可能与免疫功能失调有关。对传染病、结缔组织病、血液系统疾病、心血管系统疾病等以发热待查收住入院的病人，要根据入院印象交接有关病情。

【交接班内容】

(1)体温、脉搏、心率、心律的变化情况。

(2)呼吸系统疾病，重点交接咳嗽、咳痰、气急、胸痛等情况。

(3)消化系统疾病，重点交接恶心、呕吐、腹痛、腹泻(性质、次数)等情况。

(4)泌尿系统疾病，重点交接尿频、尿急、尿痛症状。

(5)心血管系统疾病，重点交接心率、心律的变化，出汗的程度，皮肤损害及关节病变的情况。

(6)结缔组织病，重点交接皮肤及各脏器损害情况(如蝶形红斑、黄疸深浅、水肿程度及肝、肾功能情况)等。

(7)血液系统疾病，重点交接贫血程度、出血部位(皮下、牙龈、口和鼻腔黏膜)及出血量，以及血常规变化。

(8)神经系统疾病，重点交接神志改变、呕吐(次数、性质、内容物)、瞳孔变化(大小、对称性、对光反应)、皮肤黏膜有无出血及皮疹等情况。

(二)呼吸系统疾病

1. 急性、慢性支气管炎 急性气管-支气管炎是一种常见的呼吸系统疾病，由感染、物理或化学刺激、过敏等因素引起，是气管-支气管黏膜的急性炎症。慢性支气管炎是指气管-支气管黏膜及周围组织的慢性非特异性炎症，临床上以长期咳嗽、咳痰(可伴有哮喘)为主要表现，常在寒冷季节反复急性发作。

【交接班内容】

(1)咳嗽性质(刺激性干咳、阵发性咳)、频度。

(2)痰量及性质(泡沫状、黏液性、黏液脓性、脓性)。

(3)呼吸改变(深、浅、快、慢，有无喘息)，缺氧程度(指甲、口唇发绀情况)。

(4)体温变化。

(5)局部应用抗生素方法(雾化吸入、气管滴注或环甲膜穿刺滴入等)及疗效。

2. 支气管扩张 是一种常见的慢性支气管化脓性疾病，大多数继发于呼吸道感染和支气管阻塞，由于支气管壁被损坏而形成管腔扩张。临床主要表现为慢性咳嗽，大量脓痰及反复咯血。

【交接班内容】

(1)咳嗽程度与体位改变的关系。

(2)咳痰量及痰的颜色、气味等。

(3)咯血量(痰中带血、小量咯血或大量咯血)、颜色(鲜红色、暗红色)、次数。

(4)体温变化。

(5)体位引流排痰效果。

3. 支气管哮喘 是一种常见的变态反应性疾病，因气管及支气管对各种刺激物的易感性增高，引起支气管平滑肌痉挛，黏膜肿胀，分泌物增加，导致支气管腔狭窄而发病。

【交接班内容】

(1)有无发作史、发作先兆(喉部发痒、胸部收紧、干咳、呼吸不畅)。

(2)哮喘发作情况(持续性、阵发性)。

(3)发作时用药情况(药名、剂量)、何时缓解。

(4)用氧情况(时间、浓度、流量)。

(5)哮喘发作诱因的观察。

4. 肺炎　主要是指肺实质的炎症,大多数由病原微生物引起,但物理、化学性因素和变态反应等亦可引起肺部的炎症反应。临床上有突发的寒战、发热、胸痛、咳嗽、血痰等表现。

【交接班内容】

(1)寒战、发热情况。

(2)咳嗽程度,有无铁锈色痰。

(3)胸痛部位及程度。

(4)呼吸困难、发绀程度。

(5)年老体弱及感染严重者,需交接下列内容:血压、脉搏变化,有无休克症状(四肢厥冷、面色苍白、皮肤湿冷、神志变化),使用升压药的情况(药名、剂量、滴速),出入量。

5. 肺脓肿　是细菌感染引起的肺部化脓性疾病,初为化脓性炎症,进一步肺组织坏死、液化而形成脓肿。

【交接班内容】

(1)发热情况(畏寒、寒战、高热)。

(2)咳嗽程度。

(3)痰量及痰的色泽、黏稠度、气味和分层情况(底层为大量脓渣、中层为浆液、上层为黏液泡沫),痰瓶更换时间。

(4)胸痛部位及程度。

(5)体位引流排痰效果。

6. 肺结核　是结核杆菌侵入肺组织引起的慢性传染病。典型病理改变是结核球、干酪样坏死和空洞形成。

【交接班内容】

(1)体温变化(午后低热,肺部病灶急剧进展、播散时有高热)。

(2)咳嗽程度及咯血量(痰中带血、少量咯血、大量咯血)、颜色(鲜红色、暗红色)、次数。

(3)盗汗程度。

(4)呼吸困难和缺氧程度(口唇、指甲发绀)。

(5)用氧情况(时间、浓度、流量)。

(6)使用抗结核药物反应(眩晕、耳鸣等)。

(7)人工气腹术后情况。

(8)窒息抢救经过。

7. 胸膜炎　可由感染、肿瘤、变态反应、物理、化学等因素引起,是胸膜壁层的炎症。分为干性胸膜炎及渗出性胸膜炎两种,以结核性为最多见。

【交接班内容】

(1)发热(低热、中等热、高热)。

(2)胸痛部位(腋下及前下胸部,累及膈胸膜时可放射至颈、肩及上腹部)及程度。

(3)呼吸困难(渗出性胸膜炎时患侧胸廓饱满,呼吸运动明显减弱)情况及有无发绀情况。

(4)渗出性胸膜炎施行胸穿经过(胸水颜色、量),术后情况。

8. 气胸 主要指肺结核、肺气肿、肺大疱及其他慢性呼吸道疾病所造成的脏层胸膜破裂,气体通过裂口进入胸膜腔,使胸膜腔内负压减少或消失。临床上常发生突然胸痛、呼吸困难,甚至休克。

【交接班内容】

(1)体位(平卧、高枕、半卧、坐位等)。

(2)呼吸困难程度及缺氧状况(苍白、发绀)、吸氧时间及流量。

(3)咳嗽情况(刺激性干咳)。

(4)胸腔测压及抽气情况,皮下气肿范围。

(5)引流管是否通畅,气泡排出情况,引流瓶更换时间。

9. 慢性肺源性心脏病 慢性支气管炎及其他肺部疾病引起的长期咳嗽、咳痰、气促,形成了肺气肿,最后导致右心肥大或右心功能不全,形成肺源性心脏病。

【交接班内容】

(1)体位(平卧、高枕、半卧、坐位)。

(2)呼吸困难、发绀程度。

(3)心率快慢。

(4)用氧情况(给氧方式、浓度、流量)。

(5)水肿程度(腹水及下肢水肿)、尿量。

(6)并发症,如肺性脑病(神志恍惚、谵语、无意识动作和抽搐等)、上消化道出血、心律失常、弥散性血管内凝血等。

(7)血液气体分析结果。

(8)呼吸兴奋药应用的药名、剂量、时间。

(三)消化系统疾病

1. 胃炎 指各种原因引起的急性或慢性胃黏膜的炎症。

【交接班内容】

(1)食欲情况。

(2)上腹部疼痛程度(隐痛、剧痛)。

(3)恶心、呕吐情况(呕吐数次、量和呕吐物性状)。

(4)严重者要交血压、脉搏情况及失水体征(眼凹样、舟状腹、皮肤弹性差)。

(5)大便次数、性质。

(6)腐蚀性胃炎要观察口腔黏膜色泽、腹膜炎体征(腹肌紧张、压痛及反跳痛)。

2. 消化性溃疡 是发生在胃和十二指肠的慢性溃疡,其形成和发展均与胃液中胃酸和胃蛋白酶的消化作用有关。

【交接班内容】

(1)疼痛发作时间与饮食的关系,疼痛的性质(钝痛、胀痛、灼痛、剧痛、阵发性痛)和部位(胃溃疡疼痛多位于剑突下正中或偏左,多在餐后0.5～2小时发生,下一餐前消失;十二指肠溃疡则位于上腹正中或稍偏右,疼痛多在餐后3～4小时发生,持续至下次进餐)。

(2)排泄物(呕吐物、粪便)性质、量,排泄时间。

(3)并发症,出血者(面色苍白、出汗、烦躁、脉速、血压下降、呕血、黑便),穿孔者(腹痛剧烈、腹肌紧张、有压痛及反跳痛),幽门梗阻者(餐后上腹痛,常伴有胃蠕动波、蠕动音、拍水声,后期可见扩大的胃形轮廓,大量呕吐,呕吐物含宿食)。

3. 肝硬化　是一种常见的慢性肝脏疾病,由一种或多种致病因素长期或反复损害肝脏所致。肝细胞呈弥漫性增生,结果招致肝小叶结构的破坏和重建,使肝脏变硬。

【交接班内容】

(1)腹痛、腹胀情况,腹围变化。

(2)黄疸程度。

(3)出血症状(有无鼻出血、牙龈出血、皮肤紫癜),呕血及便血量。

(4)24小时尿量及利尿药的使用效果。

(5)腹穿经过(腹水量及颜色)和术后情况。

(6)施行静脉回输浓缩腹水术反应及发热反应。

(7)有无肝性昏迷先兆症状(嗜睡、表情淡漠、反应迟钝)。

4. 肝脓肿　有细菌性和阿米巴性两种。细菌性肝脓肿的感染多经门静脉、淋巴管、胆管或肝动脉到肝胆而引起,病原菌大都是大肠杆菌及金黄色葡萄球菌。

【交接班内容】

(1)热型(不规则发热)。

(2)消化道症状(食欲减退、恶心呕吐、腹胀)。

(3)肝区疼痛程度,有无黄疸出现。

(4)B型超声波检查结果(脓腔大小、数目)。

(5)抽出脓液的颜色、量,有无送细菌室培养或镜检。

(6)肝穿刺后血压、脉搏与内出血情况。

5. 胆囊炎、胆石症　多因蛔虫、结石等阻塞胆管,同时有细菌感染而引起,可有黄疸及中毒症状。

【交接班内容】

(1)寒战、发热情况。

(2)腹痛部位、持续时间、程度。

(3)黄疸的出现、加深或减退。

(4)呕吐次数、呕吐内容物。

(5)有无中毒性休克症状(体温升高、黄疸加深、血压下降、脉细而速)。

6. 急性胰腺炎　是一种常见病,由胰腺的自身消化引起。胰腺病理变化轻者表现为水肿,重者可坏死和出血。

【交接班内容】

(1)腹痛性质(持续性、阵发性、放射性)和程度(钝痛、绞痛、刀割样痛)。

(2)恶心、呕吐情况,呕吐物性质。

(3)血、尿淀粉酶检查结果。

(4)体温变化。

(5)注意休克症状(面色苍白、出冷汗、脉细弱、血压下降)。

(6)发病前的饮食史与发病后饮食质量。

(7)每日补液量。

7. 原发性肝癌 是从肝细胞和肝内胆管细胞发生的。起病隐匿,生长快,扩散早。

【交接班内容】

(1)消化道症状(食欲、恶心、呕吐)。

(2)肝区疼痛程度(持续性疼痛、剧痛)。

(3)黄疸及腹水情况,腹围变化。

(4)使用镇痛药、镇静药的效果及维持时间。

(5)化疗后反应(血常规变化、食欲、恶心呕吐)。

(6)有无呕血及便血。

8. 胆管蛔虫症 是肠管蛔虫症中最常见的并发症,系蛔虫钻入胆总管或胆管而引起。

【交接班内容】

(1)腹痛性质(持续性、阵发性加剧、反射性、钻顶样)和部位。

(2)恶心、呕吐情况,呕吐内容物。

(3)使用解痉止痛药效果。

(4)体温变化。

(5)驱虫效果。

9. 结核性腹膜炎 是由结核杆菌引起的慢性、弥漫性腹膜感染。临床上以粘连型及渗出型为多见。

【交接班内容】

(1)体温变化。

(2)腹痛、腹胀情况,腹部有无肿块。

(3)盗汗程度。

(4)渗出型发生大量腹水时,需观察尿量,水肿程度及呼吸困难程度。

10. 肠结核 是结核杆菌侵犯肠道引起的慢性特异性感染。临床上分为溃疡型和增生型两种,以前者多见。

【交接班内容】

(1)体温变化(午后低热、不规则热、弛张热)。

(2)盗汗程度。

(3)腹痛程度(隐痛)、部位与饮食的关系。

(4)大便习惯是否异常,腹泻次数、性质及便秘情况。

(5)抗结核药使用后的反应(眩晕、共济失调、耳鸣、耳聋等)。

11. 结肠炎　是一种病因未明的肠道炎性疾病。局限性结肠病变多见于回肠末端，临床上以腹痛、腹泻、发热、腹部肿块、瘘管形成和肠梗阻为特点。溃疡性结肠炎病变部位在直肠和结肠，主要临床表现有腹泻、黏液脓血便、腹痛和里急后重。

【交接班内容】

(1)腹痛部位(局限性结肠炎多位于右下腹或脐周;溃疡性结肠炎多局限于左下腹或下腹)、程度(隐痛、剧痛、阵发性痛)和腹部体征(肿块、压痛、反跳痛)。

(2)腹泻次数、量,腹泻物外观、气味。

(3)体温变化(间歇性低热、中等度热)。

(4)有无里急后重。

(5)饮食配合情况。

(四)心血管系统疾病

1. 风湿性心脏病　指急性风湿性心肌炎反复发作引起心脏瓣膜病变为主的疾病。

【交接班内容】

(1)心率、心律、呼吸困难、气短及发绀情况。

(2)咳嗽、咯血、水肿情况。

(3)有风湿活动注意体温变化。

2. 心力衰竭　指各种心脏疾病导致心脏不能正常地排出从大静脉回流来的血液,进而引起一系列症状和体征的临床综合征。包括左心衰竭、右心衰竭和全心衰竭。

【交接班内容】

(1)呼吸困难时间(夜间突然发作或其他时间)、姿势及发绀情况。

(2)心率、心律、咳嗽、咯血情况。

(3)痰量及颜色。

(4)水肿部位、程度。

(5)出入量。

(6)有无洋地黄中毒症状(恶心、呕吐、心律失常、黄视等)。

3. 亚急性感染性心内膜炎　主要指心脏内膜及大动脉内膜被致病微生物,如细菌、真菌、立克次体等侵入而引起的炎症病变。

【交接班内容】

(1)寒战、发热情况。

(2)体温、脉搏变化。

(3)皮肤、黏膜的淤点情况。

(4)栓塞现象(心、脑、肾、脾、四肢和肺)。

(5)心力衰竭症状。

4. 高血压病　是以体循环动脉血压增高为主的临床综合征,其中约90%为原发性高血压病。

【交接班内容】

(1)血压变化。

(2)心率、心律情况。

(3)神志变化,四肢功能情况。

(4)有无高血压脑病症状(头晕、头痛、恶心、呕吐、惊厥等)。

(5)有无高血压危象(剧烈头痛、视物模糊、心动过速、呼吸急促、心绞痛等)。

5. 冠状动脉粥样硬化性心脏病 指冠状动脉粥样硬化后管腔狭窄或阻塞,导致心肌缺血、缺氧而引起的心脏病变。临床上主要表现为心绞痛、心肌梗死。

【交接班内容】

(1)心绞痛发作程度、频率,发作诱因,持续时间,采取何种措施能使之缓解。

(2)血压、心率及心律变化。

(3)饮食控制情况,情绪变化。

(4)有无心肌梗死症状(面色苍白、剧烈胸痛、四肢湿冷、大汗淋漓)。

6. 心肌病 指以心肌病变为主的心脏疾病,造成心脏不能正常收缩。

【交接班内容】

(1)心率、心律、血压变化。

(2)眩晕、昏厥及呼吸困难情况。

(3)洋地黄制剂使用剂量反应。

7. 急性心包炎 指心包脏层和壁层的急性炎症。

【交接班内容】

(1)体温变化。

(2)咳嗽、气急、发绀情况。

(3)水肿程度。

(4)血压、脉搏情况。

(5)心包穿刺液性质、颜色、数量。

(6)心包压塞征象(呼吸困难加重、吞咽困难、出现奇脉等)。

8. 心律失常 心脏收缩的频率及/或节律失常,前者指单位时间内心动次数比正常增加或减少,后者指正常心动秩序发生改变。凡发生于心脏器质性病变的,则有重要的临床意义。

【交接班内容】

(1)心率、心律情况,每分钟期前收缩或逸搏次数。

(2)血压变化。

(3)呼吸困难、神态、昏厥情况。

(4)紧急治疗措施及效果。

9. 病毒性心肌炎 指病毒侵犯心脏引起心肌炎症性改变的疾病。

【交接班内容】

(1)心率、心律、血压变化。

(2)胸闷、心悸、心前区隐痛、呼吸困难情况。

(3)面容、神志、情绪变化。

(五)泌尿系统疾病

1. 急性、慢性肾炎 是两侧肾脏的非化脓性炎症,是一种与感染有关的变态反应性疾病。急性肾炎发病前常有溶血性链球菌感染的病史。

【交接班内容】

(1)体温、脉搏、血压情况。

(2)水肿部位及程度,出入量。

(3)有无尿毒症早期症状(头痛、恶心、呕吐、神志恍惚、视力障碍等)。

(4)肾功能变化情况。

(5)执行饮食治疗情况及食欲变化。

2. 肾盂肾炎　是一种由细菌感染引起的肾及肾盂的炎症性疾病。

【交接班内容】

(1)体温。

(2)肾区疼痛程度。

(3)尿频、尿急、尿痛情况,尿量,尿的颜色。

(4)有无尿毒症的早期表现(食欲减退、恶心、乏力、嗜睡、血压升高、贫血等)。

(5)每日饮水量。

3. 肾结核　结核杆菌侵入肾脏,可引起肾脏的炎症。结核杆菌随尿进入膀胱,可侵犯膀胱黏膜,引起膀胱结核。

【交接班内容】

(1)血尿情况及腰痛程度。

(2)体温变化及盗汗情况。

(3)治疗情况及效果。

4. 慢性肾功能不全　常发生在各种慢性肾脏疾病的基础上,临床上以肾功能减退、代谢产物潴留和水、电解质、酸碱平衡失调为主要表现。

【交接班内容】

(1)水肿情况,出入量。

(2)血压、脉搏、呼吸(深浅、快慢)情况。

(3)精神状态(嗜睡、神志朦胧、昏迷),贫血情况。

(4)电解质紊乱情况(心律失常、恶心、呕吐等)。

5. 急性肾衰竭　是一种由各种原因(中毒、感染、创伤等)引起的,早期以少尿为主要特征,可导致急性尿毒症的临床综合征。

(1)水肿程度、尿量。

(2)呼吸频率及幅度(深、浅)、血压变化。

(3)是否有高钾血症表现(烦躁、嗜睡、肌张力低下或肌肉颤抖、恶心、呕吐、心律失常)。

(4)多尿期要观察低钾血症表现(乏力、四肢麻木、恶心、腹胀、肠鸣音和腱反射减弱)。

(六)血液系统疾病

1. 血小板减少性紫癜　由于血小板数减少,引起自发性皮肤淤点、淤斑及黏膜、内脏出血。临床上有特发性和继发性两种。

【交接班内容】

(1)皮肤及黏膜(鼻腔、牙龈)的淤点或淤斑情况。

(2)胃肠道及泌尿道有无出血(血便、血尿)。

(3)血小板计数,药物治疗情况(药物剂量、不良反应)。

(4)预防颅内出血的措施(绝对卧床、减少头部活动)。

2. 过敏性紫癜 是一种微血管变态反应性出血性疾病,以皮肤淤点、淤斑,黏膜出血,血小板数量及凝血功能正常为临床特点。常伴有腹痛、便血、关节肿痛和肾脏病变。

【交接班内容】

(1)紫癜发生部位、形状、颜色。

(2)致病因素的观察。

(3)腹痛(阵发性绞痛、持续性疼痛)、腹泻、黑便情况。

(4)尿量及尿颜色的变化(少尿、血尿、蛋白尿)。

(5)关节疼痛、肿胀情况。

3. 白血病 是一种原因不明的血液系统恶性疾病,其特征为骨髓及其他造血组织呈现异常的弥漫性增生,及周围血液中白细胞的量与质发生改变。以贫血、发热、出血及肝、脾、淋巴结不同程度的肿大为主要临床表现。

【交接班内容】

(1)全身情况(精神状态、食欲、贫血程度)。

(2)体温变化。

(3)有无胸骨压痛,有无鼻腔、口腔黏膜及皮肤出血,注意颅内出血症状。

(4)化疗反应(恶心、呕吐、食欲减退、骨髓抑制、心律变化、尿量减少等)。

(5)中药疗效观察。

4. 再生障碍性贫血 是一种由各种原因引起的骨髓造血功能衰竭的综合征。以全血细胞减少、进行性贫血、出血和继发感染为临床特征。临床上分为慢性和急性两种。

【交接班内容】

(1)贫血程度。

(2)出血部位(皮肤、牙龈出血、鼻出血、便血、血尿、眼底出血、颅内出血)及出血量。

(3)体温变化及心理状态。

(4)血常规及骨髓象。

5. 恶性组织细胞病 是单核-吞噬细胞系统中的组织细胞呈异常增生的恶性疾病。以高热、肝脾大、全血细胞减少及进行性衰竭为其临床特征。

【交接班内容】

(1)心理状态及全身情况(面色、食欲、贫血程度、出汗多少)。

(2)体温、脉搏、呼吸变化。

(3)出血部位(牙龈、鼻腔、皮肤、胃肠道)及出血量。

(4)腹部症状(腹胀、腹痛)及黄疸深浅。

(5)化疗药物的反应(恶心、呕吐)。

(七)内分泌系统疾病

1. 甲状腺功能亢进　由于甲状腺分泌甲状腺素过多，引起中枢神经兴奋性增强和氧化分解代谢过程过快，从而出现一系列临床症状。甲状腺多呈弥漫性肿大，常伴突眼。

【交接班内容】

(1)体温、脉搏、呼吸变化情况。

(2)情绪变化(急躁、易激动等)。

(3)眼症(突眼度及突眼性质)。

(4)出汗情况(皮肤潮湿、多汗)。

(5)有无甲状腺危象(体温39℃以上，大量出汗，心率达140～200次/分钟，血压上升，脉压增宽，继而血压下降，发生休克)。

2. 糖尿病　是一种因胰岛素分泌绝对或相对不足，引起糖、脂肪、蛋白质和继发的维生素缺乏、水、电解质代谢紊乱的疾病。多尿、多饮、多食、消瘦为主要临床表现。可出现血糖增高和糖尿，易并发急性感染、肺结核、肾和视网膜血管病变及神经病变等。严重时可发生酮症酸中毒。

【交接班内容】

(1)饮水量、尿量、食量及尿糖定性。

(2)饮食治疗者的饮食情况。

(3)胰岛素治疗者的胰岛素用量，有无变态反应(恶心、呕吐、发热、皮疹)、低血糖反应(出汗、头晕、手抖、饥饿感、心悸)。

(4)有无糖尿病酮症酸中毒早期症状(明显软弱、乏力、极度口渴、尿量更多、食欲减退)。

(5)酮症酸中毒的抢救配合情况(补液种类、量和胰岛素用量，尿糖、尿酮、血糖、血二氧化碳结合力等检查结果及血生化检验结果)。

(6)有无疖、痈、视力改变、肾功能变化、下肢麻木、下肢疼痛及活动障碍等并发症。

3. 慢性肾上腺皮质功能减退症　肾上腺皮质萎缩及肾上腺结核等因素使肾上腺皮质受到严重破坏，肾上腺皮质激素分泌不足，导致人体代谢发生不同程度的紊乱及脏器功能失调。临床上有软弱无力、色素沉着、血压下降、恶心、呕吐等表现，还有各种精神-神经症状。

【交接班内容】

(1)色素沉着部位(全身皮肤及黏膜，以面部与四肢等暴露的体表为明显)和色泽(唇、舌、牙龈、口腔黏膜常见点状或块状蓝黑色色素沉着)。

(2)精神-神经表现(倦怠乏力、抑郁、淡漠、嗜睡、失眠等)。

(3)食欲、恶心、呕吐、腹泻、腹胀、腹痛等情况。

(4)体温、脉搏、血压变化(低血压、脉搏细弱，低血压引起的头晕、眼花、直立性昏厥等)。

(5)有无低血糖反应及低血糖反应发作的时间(清晨空腹或在进糖类食物数小时后)。

4. 库欣综合征　是一种因肾上腺皮质分泌过量糖皮质激素而引起的综合征。满月脸、多血质外貌、向心性肥胖、皮肤紫纹、痤疮、高血压和骨质疏松为其临床特征。肾上腺皮质的病变可为腺瘤、癌或双侧增生。

【交接班内容】

(1)血压、脉搏、心律、心率的变化(血压升高、左心室肥大引起的心力衰竭)。

(2)低钾血症表现(软弱无力、食欲减退、口苦、恶心、腹胀等)。

(3)皮肤感染(化脓菌及真菌感染)及皮肤紫纹(典型的紫纹常位于下腹、臀部、大腿等处)情况。

(4)骨质疏松及病理性骨折情况(肋骨最易骨折)。

(5)腰痛、腹痛、血尿情况及血糖、尿糖的情况。

(6)特殊检查结果(尿17-羟类固醇测定、地塞米松抑制试验、血浆皮质醇测定等)。

5. 原发性醛固酮增多症　是一种肾上腺皮质分泌过多醛固酮所致的疾病,以高血压、低钾血症为其典型的临床表现。肾上腺皮质病变可为肿瘤或增生。

【交接班内容】

(1)脉搏、心率、心律、血压的变化(血压升高可达170/100毫米汞柱,出现期前收缩及阵发性室上性心动过速)。

(2)有无低钾血症情况(软弱无力、食欲减退、口苦、恶心、腹胀等)。

(3)尿量及尿频、尿急、尿痛症状。

(4)特殊检查结果,如螺内酯(安体舒通)及低钠、高钠试验。

6. 嗜铬细胞瘤　起源于肾上腺髓质、交感神经节或其他部位的嗜铬组织。这种肿瘤持续或间歇地释放大量儿茶酚胺,引起持续性或阵发性高血压,多个器官功能及代谢紊乱。

【交接班内容】

(1)血压的高低、波动幅度。

(2)全身情况(头痛、出汗、面色、情绪等)。

(3)心率、心律的变化(过早搏动、阵发性心动过速、心室颤动等)。

(4)恶心、呕吐情况及视物变化(复视、视物模糊等)。

(5)阵发性高血压危象的抢救情况(吸氧、酚妥拉明静脉注射或滴注),血压、心率、心律变化。

(6)特殊检查及试验结果(尿儿茶酚胺测定、激发试验和阻滞试验等)。

(八)传染性疾病

1. 阿米巴痢疾　是一种溶组织阿米巴原虫侵袭结肠而引起的肠道传染病。溶组织阿米巴滋养体侵入肠黏膜后,使黏膜坏死形成烧瓶样溃疡。少数严重病例易并发肠出血,肠穿孔。

【交接班内容】

(1)体温变化。

(2)腹泻次数、性质,腹泻物颜色、气味。

(3)里急后重情况。

(4)暴发型病例有无失水体征(皮肤失去弹性,眼窝凹陷,血压下降)。

(5)有无肠出血(大便次数增多,呈血水样)和肠穿孔(剧烈腹痛、腹肌紧张、肠鸣音改变)等并发症。

2. 阿米巴肝脓肿 是阿米巴痢疾最常见的并发症。肠壁滋养体自局部血管侵入血流,经门静脉入肝是并发肝脓肿的主要途径,其次的途径为肠壁滋养体穿透肠壁直接侵入肝脏。

【交接班内容】

(1)体温变化。

(2)肝区疼痛情况。

(3)肝穿刺抽脓或手术引流,患者的血压、脉搏及内出血情况。

(4)引流管位置、通畅情况。

(5)脓液的颜色及量。

3. 细菌性痢疾 是一种由痢疾杆菌引起的急性肠道传染病。以结肠化脓性炎症为主要病变,具有全身中毒症状及腹痛、腹泻、里急后重、排脓血样便等临床表现。

【交接班内容】

(1)不洁饮食史。

(2)腹痛程度与部位。

(3)里急后重及腹泻情况(大便次数、性质)。

(4)重型及中毒型患者的体温、脉搏、血压变化,神志(意识模糊、昏迷)、微循环(血压下降、面色苍白、四肢湿冷)障碍程度,以及失水体征(皮肤失去弹性,眼窝凹陷,血压下降)。

4. 流行性出血热 是一种由虫媒病毒引起的自然疫源性传染病。临床上以发热、出血、休克为主要表现。

【交接班内容】

(1)体温变化(热型观察)。

(2)出血情况(球结膜充血、出血,皮肤出血点,呕血、便血等)。

(3)休克早期症状(血压下降、出汗、烦躁不安等)。

(4)尿量变化。

(5)饮食情况(少尿期要进食含钾量少的饮食,多尿期要进食含钾量多的食物)。

5. 流行性脑脊髓膜炎 是一种由脑膜炎双球菌引起的化脓性脑膜炎。致病菌由呼吸道进入人体,经鼻咽部侵入血循环,最后局限在脑膜和脊髓膜,形成化脓性炎症。主要临床表现为发热、头痛、呕吐、皮肤淤点及颈项强直等,好发于冬、春季节。

【交接班内容】

(1)体温变化。

(2)皮肤淤点或淤斑。

(3)神志情况(惊厥、谵妄、昏迷)。

(4)头痛部位及程度,呕吐次数,有无颈项抵抗。

(5)重症及暴发型流脑的特殊症状(起病急骤、高热、大片皮下出血、血压下降、抽泣样呼吸等)。

6. 乙型脑炎 是一种乙脑病毒引起的以中枢神经系统病变为主的急性传染病。好发于夏、秋季节。临床上以急骤发病、高热、意识障碍、惊厥、脑膜刺激征为主要表现。

【交接班内容】

(1)体温变化(热型)。

(2)神志变化(嗜睡、昏睡、昏迷)。

(3)抽搐程度及间隔时间。

(4)头痛部位及程度。

(5)呕吐方式(喷射性)、次数及呕吐物量。

7. 钩端螺旋体病 是一种由钩端螺旋体引起的急性传染病,属自然疫源性疾病。主要临床表现为发热、结膜充血、腓长肌疼痛、淋巴结肿大、全身出血倾向等。

【交接班内容】

(1)体温、血压变化。

(2)预防注射情况。

(3)全身酸痛程度及最酸痛的部位(一般为腓长肌)。

(4)淋巴结肿大的部位及程度。

(5)肺大出血型病人的呼吸情况及咯血量;脑膜炎型病人的神志情况及头痛、呕吐、抽搐情况等;黄疸出血型病人的皮肤黄染程度及出血情况(皮肤淤点及淤斑、鼻出血、咯血、呕血、便血等)。

8. 传染性肝炎 是由肝炎病毒引起的一种消化道传染病。临床上常出现发热、黄疸、乏力、上腹不适、恶心、食欲减退等症状。

【交接班内容】

(1)发热情况(低热或中等度发热)。

(2)全身症状(精神软弱、乏力等)。

(3)消化道症状(上腹不适、恶心、呕吐、食欲减退等)。

(4)黄疸程度。

(5)重症肝炎病人的神志变化(表情淡漠、定向障碍、意识障碍)及黄疸程度(进行性迅速加深)。

9. 伤寒 是一种由伤寒杆菌引起的急性肠道传染病,病变主要在网状内皮系统,以肠道内淋巴组织的增生与坏死为显著特点。临床特点为持续性高热、相对缓脉、特殊中毒面貌、肝脾大、玫瑰疹、白细胞减少。

【交接班内容】

(1)发热情况(热型及相对缓脉)。

(2)皮疹出现时间及部位。

(3)神经系统症状(反应迟钝、表情淡漠、听觉障碍,重者可出现谵妄、昏迷等)。

(4)有无肠出血(面色苍白、出汗、烦躁、脉搏加快、血压下降、呕吐、黑便)及肠穿孔(腹痛、血压下降、脉搏加快、面色苍白、出冷汗)等并发症表现。饮食情况。

10. 败血症 是由各种致病微生物侵入血循环而引起的急性全身性感染。致病微生物从人体的局部进入血循环,在血液中生长繁殖,产生毒素,引起一系列临床症状。

【交接班内容】

(1)体温变化。

(2)全身毒血症状(烦躁不安、气急、恶心、呕吐、腹痛、腹泻等)。

(3)皮疹的分布(躯干、四肢、口腔黏膜及眼结膜)和皮疹的形态(荨麻疹、斑疹、丘疹、疱疹等)。

(4)关节症状(疼痛、红肿、活动受限)。

(5)肝区疼痛情况,有无黄疸。

(6)抗生素的使用情况。

(九)神经系统疾病

1. 脑出血　系指非外伤性因素造成的脑实质内血管破裂出血。多数由高血压动脉硬化所致,少数由颅内血管畸形、肿瘤、血液病等引起。

【交接班内容】

(1)意识状态(清醒、烦躁不安、嗜睡、昏睡、浅昏迷、深昏迷)。

(2)瞳孔变化(瞳孔大小,是否对称,对光反应)。

(3)体温、脉搏、呼吸、血压的变化。

(4)头晕、头痛、呕吐情况。

(5)视力变化,有无视力障碍。

(6)排尿、排便情况。

(7)出入量情况。

(8)呼吸道通畅情况,有无呼吸系统的并发症。

(9)四肢活动情况。

(10)压疮情况,防治措施。

(11)心理变化、情绪。

2. 脑血栓形成　在动脉内膜病变的基础上,血液成分、血流速度发生改变,可形成血栓。动脉内膜的病变以动脉粥样硬化为最常见。

【交接班内容】

参照脑出血的交接班内容。

3. 脑栓塞　血块、脂肪、空气等栓子脱落后,随血循环进入脑内,引起脑血管的阻塞,造成脑组织的急性缺血。临床上以急骤起病,突然出现偏瘫、失语等神经症状为主要表现。

【交接班内容】

(1)参照脑出血的交接班内容。

(2)心率与心律有无改变。

4. 蛛网膜下隙出血　指颅内血管破裂后,血液流入蛛网膜下隙,分外伤性与自发性两种。常见的为自发性,其病因主要是颅内动脉瘤、急性血管破裂。特征为迅速起病,剧烈头痛、呕吐,意识障碍,有脑膜刺激征和血性脑脊液。

【交接班内容】

(1)参照脑出血的交接班内容。

(2)止痛药物使用情况及效果。

(3)使用高渗脱水药后代谢有无改变。

(4)大便情况,有无胃肠道出血。

5. 急性多发性神经根神经炎　其主要病变在脊神经和脊神经根。临床表现为急性、对称性、弛缓性肢体瘫痪和周围感觉神经障碍。严重时可使呼吸肌麻痹，危及生命。

【交接班内容】

(1)呼吸道通畅情况(咳嗽是否有力、痰液是否稀薄、排痰是否顺利)及使用人工呼吸器的情况。

(2)心率、心律的变化。

(3)有无胃肠道麻痹症状(胃扩张，肠麻痹)。

(4)使用大剂量糖皮质激素治疗后有无胃肠道出血症状，以及血钾、血钠的变化。

(5)面瘫病人有无继发角膜溃疡。

6. 急性脊髓炎　现认为发病原因与病毒感染后的自体免疫反应及自身免疫缺陷等有关，外伤和疲劳常为发病的诱因。临床表现有起病急骤，胸腹部有束带感等。病理表现为脊髓横贯性损害，必须立即抢救。

【交接班内容】

(1)有无脊髓炎症上升现象，如影响腹、胸、臂、颈，以及面部肌肉。

(2)尿潴留与尿失禁的情况，尿潴留置尿管的情况。

(3)压疮的预防措施(翻身、拍背、按摩的时间与次数)。

(4)瘫痪肢体被动运动的次数及时间。

(5)截瘫病人的每日排便情况。

7. 重症肌无力　是一种与自身免疫缺陷有关的神经-肌肉接头处传导功能的疾病，表现为横纹肌疲劳和无力。

【交接班内容】

(1)病情进展情况。

(2)有无胸闷、气急、呼吸困难及咳嗽无力症状，四肢活动情况。

(3)使用抗胆碱酯酶药物后的病情变化。

(4)使用抗生素后，病情是好转还是加重。

8. 癫痫　是一种脑部神经元细胞异常放电引起的疾病。分原发性和继发性两种。颅内炎症、出血、外伤、肿瘤及大脑发育不全等脑部疾病，均可引起本病。脑电图检查有助于本病的确诊。

【交接班内容】

(1)病情发作类型(大发作、持续性发作、肌痉挛性发作、局限性发作、非典型小发作，痉挛、强直或松弛性发作)。

(2)发作开始及终止的时间，发作过程中出现的症状(如瞪眼、两眼上视、眼睑颤动、屈肌痉挛、意识障碍等)。

9. 周期性麻痹　本病发作时与多发性神经根神经炎相似，但无明显感觉障碍及括约肌功能障碍。发病迅速，可反复发作。心电图检查示低钾性改变，血清钾低于正常，用钾治疗可迅速恢复。

【交接班内容】

(1)心率、心律及血钾的变化。

(2)有无呼吸系统症状，如呼吸肌麻痹。

(3)清晨醒来时有无发病症状(双下肢酸痛、麻木、剧渴、腹胀、出汗等)。

(4)诱发因素(饱食大量糖类,剧烈运动后卧床休息,受冷与情绪激动等)。

三、内科特殊检查诊疗交接班

(一)三腔管的使用

肝硬化并发食管-胃底静脉曲张破裂出血时,可使用三腔管压迫止血。

【交接班内容】

(1)插管时间。

(2)食管与胃气囊的充气及放气时间,充气量。

(3)胃内容物的颜色、量。

(4)三腔管的牵引装置情况。

(5)血压、脉搏变化。

(6)有无肝性脑病(肝昏迷)前驱症状(表情淡漠、举止反常、意识障碍)。

(7)大便性质、外观。

(二)纤维胃镜检查

纤维胃镜检查能获得胃和十二指肠疾病的早期诊断及提高诊断的正确率,适用于临床上怀疑有胃部疾病,但经检查(包括胃肠钡餐检查)没有发现病变,或发现可疑病变及发现病变而不能鉴别良性或恶性的病人。

【交接班内容】

(1)术前准备情况(饮食控制,出、凝血时间测定,术前用药等)。

(2)术中情况(纤维胃镜插入部位,活检方法,有无发生意外情况)。

(3)术后面色、脉搏、血压情况,有无腹痛、腹胀、肝浊音界改变。

(三)纤维结肠镜检查

纤维结肠镜检查能提高结肠疾病的早期诊断率及诊断的正确率,适用于下消化道出血、钡剂灌肠有异常发现但不能确定病变性质、钡剂灌肠检查正常但有不能解释的结肠症状及需行结肠息肉摘除或电凝止血术等病人的诊断和治疗。

【交接班内容】

(1)术前准备情况(饮食控制,钡剂灌肠检查结果,肠道准备情况,大便培养结果,术前用药等)。

(2)术中情况(纤维结肠镜插入部位,活检方法,治疗效果,有无并发症等)。

(3)术后面色、血压、脉搏情况,有无腹痛、腹泻及腹部病理体征。

(四)心血管造影检查

经导管或穿刺针将造影剂注入心脏大血管腔内,以显示解剖形态及血流动力学方面的改变，辅助诊断心脏血管疾病。

【术前交接班内容】

(1)碘剂、青霉素及普鲁卡因过敏试验结果。

(2)术前3～4小时禁食情况。

(3)术前用药(苯巴比妥或地西泮)时间。

(4)排空膀胱时间。

【术后交接班内容】

(1)体温、脉搏、呼吸、心律、心率、血压变化情况。

(2)伤口情况(出血、感染)。

(3)痰液颜色、性状(注意粉红色泡沫痰)。

(4)肢体活动情况(注意发绀及栓塞症状)。

(五)心电监护

使用心电监护仪做持续性心电监护，可随时发现各种心电异常，及时进行抢救和处置。

【交接班内容】

(1)心率、心律及心电图异常情况。

(2)体温、脉搏、呼吸、血压变化及出入量情况。

(3)电极有无脱落及移位(胸前导联两个电极分别固定在右锁骨中线第二肋间隙及左腋前线第五肋间，地线电极固定在左锁骨中线第二肋间)。

(4)有无电波干扰。

(六)电击除颤复律

电击除颤复律是一种用电能来治疗心律失常的方法，即将异位心律转复为窦性心律。

【复律前交接班内容】

(1)停用洋地黄类药物的时间。

(2)奎尼丁剂量、用法、时间，有无变态反应。

(3)心房纤维性颤动合并栓塞者抗凝治疗的时间、效果。

(4)备皮情况(病人背部左肩胛下及胸骨右缘第二至三肋间的皮肤，用肥皂水洗净、擦干)。

(5)静脉通道情况及所用药物的药名、剂量、使用时间。

(6)心电图情况。

(7)面罩吸氧情况。

(8)复律前常规准备情况。

【复律后交接班内容】

(1)心电示波仪监护情况。

(2)心律、心率、心电图记录情况。

(3)脉搏、呼吸、血压变化。

(4)清醒时间。

(5)痰液颜色、性状(注意有无粉红色泡沫痰)。

(6)有无栓塞症状(偏瘫、失语)。

(七)人工心脏起搏器的使用

人工心脏起搏器的使用是代替原来心脏正常兴奋点发出的冲动,适用于完全性房室传导阻滞、反复发作阿-斯综合征或曾有阿-斯综合征发作并伴有充血性心力衰竭及病态窦房结综合征等严重心律失常的病人。

【术前交接班内容】

(1)心电图检查情况。

(2)青霉素及普鲁卡因皮试结果。

(3)备皮情况(右上臂、颈部、右胸部)。

(4)抢救药物及器械的准备情况。

(5)静脉通道准备情况。

【术后交接班内容】

(1)手术经过是否顺利,导管所进入的静脉名称,术中有无意外情况及抢救经过。

(2)体温、脉搏、呼吸、血压、心率、心律变化。

(3)切口有无渗血,渗血时采取的措施(如沙袋局部压迫)。

(4)卧位情况(坚持左侧卧位或平卧位 7~10 日)。

(5)导管有无移位及脱落。

(八)血管扩张药的使用

【交接班内容】

(1)药名、剂量、浓度、滴速。

(2)血压变化(注意急剧下降)。

(3)心率变化(加速)。

(4)有无疲乏、恶心、厌食、定向障碍、精神异常、肌肉痉挛等中毒症状(应用硝普钠3天以上易出现)。

(九)利尿药的使用

【交接班内容】

(1)药名、剂量、用法、反应。

(2)心率、心律、血压及腹围变化。

(3)利尿效果(每日尿量)。

(4)血钾、血钠变化。

(5)饮食控制情况。

(十)血液透析(人工肾)

血液透析是根据液体中的小分子物质能从浓度高的一侧向浓度低的一侧扩散的原

理，让病人的血液通过半透薄膜的小孔与透析液进行交换，以达到清除体内代谢产物和纠正电解质平衡失调。多用于纠正急性肾功能衰竭时高钾血症、水中毒、氮质血症、酸中毒等。

【交接班内容】

(1)透析前的生化数值(血钾、非蛋白氮、尿素氮等)。

(2)病人的精神状态及情绪。

(3)透析情况(有无机器故障，动静脉内外瘘通道情况，肝素化方法)。

(4)体温、脉搏、呼吸、血压的变化及透析后的生化数值。

(5)动脉、静脉造瘘切口渗血及造瘘肢体肿胀情况。

(6)造瘘肢体的护理要求(不测血压、不做注射、抬高肢体)。

(7)病人的饮食情况、尿量。

(十一)腹膜透析

其原理和适应证同血液透析。把小号硅化塑料管的一端放入直肠膀胱窝，利用腹膜作为半透薄膜，注入透析液，使小分子物质透出而收到效果。

【交接班内容】

(1)病人的精神状态及情绪。

(2)术前准备情况(生化数值、皮肤准备、灌肠、导尿及透析室空气、地面的消毒)。

(3)透析液成分、量，透析时间。

(4)透析装置情况(有无移位、扭曲)。

(5)体温、脉搏、呼吸、血压的变化。

(6)腹部症状(腹痛、腹肌紧张度、压痛及反跳痛等)。

(7)尿量及排液情况(排液量，脓性或清澈)。

(十二)骨髓移植

骨髓移植是指供体(供骨髓者)骨髓移植到受体(受骨髓者)身上，使供体细胞在受体内增殖。适用于严重的再生障碍性贫血、白血病、先天性免疫缺陷及放射意外等，移植前必须对供、受体进行严格的选择和准备。供体应选择同卵孪生子或组织相容性抗原相同的同胞兄弟姐妹；受体必须在骨髓移植前用钴进行全身照射和/或使用大剂量的免疫抑制药，抑制患者的造血和免疫系统。

【交接班内容】

(1)无菌室空气和病人的皮肤、咽分泌物、大便等培养的结果。

(2)全身情况(精神状态、食欲、体温变化)，有无出血倾向，出血部位(鼻黏膜、牙龈)。

(3)输血、输液反应。

(4)移植物抗宿主病的表现，如皮肤改变(观察皮疹、色泽及干燥程度)，腹胀、恶心、呕吐，肝功能损害。

(十三)葡萄糖耐量试验(口服法)

糖尿病可疑而空腹及饭后血糖正常或轻度升高不能作出确诊者,可做葡萄糖耐量试验。给病人口服 75～100 克葡萄糖粉,观察空腹、给糖后 0.5 小时、1 小时、2 小时、3 小时血糖浓度的变化,借以推知胰岛素分泌的情况,以确定糖尿病的诊断。

【交接班内容】

(1)检查的准备情况(病人禁食,留取血、尿标本的容器)。

(2)服葡萄糖粉的时间及量。

(3)留取血、尿标本的时间及要注意的情况(血标本应摇匀,不可有凝块,血、尿标本及时送检)。

(十四)安体舒通试验

安体舒通(螺内酯)可拮抗醛固酮对肾小管的作用,对确诊原发性醛固酮增多症有一定的帮助。每日总量 300～400 毫克,分 3～4 次口服,历时 1～2 周。如果是库欣综合征病人,服药后病人的电解质紊乱得以纠正,血压降低,症状减轻。如果是其他疾病引起的高血压、低钾血症,则不受本试验的影响。

【交接班内容】

(1)药物剂量及用法。

(2)血压变化及全身情况。

(3)血电解质检查结果及尿量。

(十五)肾上腺髓质功能组胺激发试验

组胺能增加嗜铬细胞瘤病人的儿茶酚胺释放。组胺试验适用于血压在 160/100 毫米汞柱以下,处于发作间期的阵发性嗜铬细胞瘤病人,以及血压正常的病人。试验前先做冷加压试验,使血压回至原基础水平。先用组胺 0.01 毫克(基质)静脉推注,如反应不明显,再迅速静脉推注 0.025 毫克或 0.05 毫克(基质),促使高血压发作。注入组胺后,最初 3 分钟内,每隔 30 秒钟测血压 1 次,以后每隔 1 分钟测血压 1 次,共测 15 分钟。如血压较注射药物前上升 60/40 毫米汞柱或较冷加压试验最高血压再升高 20/10 毫米汞柱,即为本试验阳性。

【交接班内容】

(1)试验前的准备(血压＜160/100 毫米汞柱,酚妥拉明、组胺等药物)。

(2)试验中血压变化及组胺的不良反应(头痛、血压下降、心率增快等)。

(3)试验的结果。

(十六)肾上腺髓质功能酚妥拉明阻滞试验

酚妥拉明阻滞试验用于疑为嗜铬细胞瘤持续性高血压型病人,以及阵发性高血压型发作期血压稳定而高于 170/110 毫米汞柱以上的病人。成人用酚妥拉明 5 毫克静脉推注,最初 3 分钟内每 30 秒钟测血压 1 次,以后每隔 1～2 分钟测血压 1 次,共测 15 分钟。如注射后 2～3 分钟内血压明显下降,较注射前下降达 35/25 毫米汞柱,并维持低血压水平达3～5分钟者，则为本试验阳性。

【交接班内容】

(1)试验前有无应用影响血压的药物(如镇静药、降血压药、去甲肾上腺素等药物)。

(2)试验中血压的变化(血压是否过低、有无使用升血压药物)及有无心脏并发症发生。

(3)试验结果。

(十七)肾上腺皮质功能小剂量地塞米松抑制试验

小剂量地塞米松对促肾上腺皮质激素有强大的抑制作用，使肾上腺皮质激素产生减少，对皮质醇增多症的诊断有一定的帮助。先测24小时尿17-羟类固醇的含量作为对照值，每日口服地塞米松2毫克(0.5毫克，每6小时1次或0.75毫克，每8小时1次)，连服2日。服药第二日尿17-羟类固醇不能被抑制到对照值的50%以下，则示肾上腺皮质有病变，可为腺瘤、癌或双侧增生。

【交接班内容】

(1)试验前有无应用影响试验结果的药物(如副醛、奎宁、碘化物、磺胺、氯丙嗪等)。

(2)留24小时尿的方法及时间。

(3)服用地塞米松的时间及剂量。

(4)试验的结果。

(十八)脑血管造影检查

适用于颅内血肿、蛛网膜下隙出血、一时性局灶性脑缺血或脑栓塞及颅内占位性病变等的诊断。

【术前交接班内容】

(1)碘过敏试验结果。

(2)颈前部皮肤准备情况。

(3)禁食情况。

(4)术前用药情况。

【术后交接班内容】

(1)体位情况。

(2)体温、脉搏、呼吸、血压变化。

(3)手术部位有无出血，有无呼吸困难。

四、外科疾病交接班

(一)麻醉

1. 腰麻和硬膜外麻醉　腰麻又称蛛网膜下隙麻醉，是将局部麻醉药注入蛛网膜下隙，直接作用于脊髓神经根，产生暂时性的麻醉作用，适用于下腹部、下肢及肛门会阴部等处的手术。硬膜外麻醉是将局部麻醉药注入硬膜外腔，作用于脊髓神经根，产生暂时性的麻醉，适用于颈部、上肢、肩部、胸壁、腹部、下肢、肛门会阴部等处的手术。

【术前交接班内容】

(1)普鲁卡因皮试结果(阴性或阳性)。

(2)术前用药情况。

(3)术前肠道准备情况。

(4)术前皮肤准备情况。

(5)术前配血情况。

【术后交接班内容】

(1)术中麻醉情况(时间、麻醉反应)，有无麻醉平面过高引起的血压不稳，输血、输液等情况。

(2)血压、脉搏、呼吸情况。

(3)麻醉作用消失时间。

(4)体位(更换体位时注意体位性低血压)。

(5)有无头痛、尿潴留、腹胀等症状，对症处理后的效果。

(6)肢体活动情况，有无脊神经损伤或受压的情况(如局部麻木、刺痛、瘫痪等)，对症处理的效果。

2. 全身麻醉　经呼吸道吸入或静脉、肌内注射麻醉药物产生中枢神经抑制作用，使病人意识消失或达到深睡眠状态的过程，称全身麻醉。

【术前交接班内容】

(1)普鲁卡因皮试结果(阴性或阳性)。

(2)术前睡眠情况。

(3)术前用药、饮食情况。

(4)术前肠道准备情况。

(5)义齿及贵重物品保存情况。

(6)麻醉床及床头抢救用品准备情况。

【术后交接班内容】

(1)术中麻醉情况。

(2)全身麻醉恢复过程中的反应，有无兴奋躁动情况。

(3)瞳孔、脉搏及深、浅神经反射情况(判断麻醉深度)。

(4)密切注意脉搏、呼吸、血压是否在正常范围内。

(5)呼吸道通畅情况，有无缺氧、窒息症状，给氧情况。

(6)清醒后有无恶心、呕吐、口渴等情况。

(7)气管插管正压麻醉者，有无喉痛、吞咽疼痛、喉头水肿、声音嘶哑、气管炎等并发症。

3. 低温麻醉　全身麻醉或并用冬眠药物阻滞人体自主神经后，进行物理降温，使人体体温下降，即为低温麻醉。

【交接班内容】

(1)复温情况，复温中有无出现反应性高热，降温措施。

(2)血压情况，复温过程中有无出现低血压。

(3)心率、心律情况,意识状态。

(4)肠蠕动恢复情况,禁食情况。

(二)外科感染

1. 脓毒血症 病原菌及其毒素自局部感染病灶侵入血液循环,引起严重的化脓性感染及多发性脓肿。

【交接班内容】

(1)体温、脉搏、呼吸变化,高热病人采用物理降温的方法与效果。

(2)头痛、寒战、高热、出汗、脉搏情况,恶心、呕吐、腹泻情况,肝脾肿大情况,有无神志改变(烦躁不安、谵妄、昏迷)、皮肤及皮下淤血、少尿等情况。

(3)血压情况,有无血压下降及休克表现。

(4)局部红肿热痛及脓肿波动情况,患肢是否抬高,止痛药应用时间、效果。

(5)血常规变化,肝、肾损害情况(黄疸、肝功能变化,尿蛋白、管型),水、电解质失衡情况。

(6)24 小时出入量,输血、输液量及滴速。

(7)皮肤病变情况。

(8)病人食欲及营养。

(9)脓肿切开后的渗液情况。

2. 破伤风 破伤风是一种由破伤风杆菌引起的感染性疾病。

【交接班内容】

(1)病程长短,创伤情况,乏力、头痛、多汗等早期症状。

(2)抽搐及痉挛部位、时间(持续性及间断性)、形态(张口困难、牙关紧闭、痛苦表情、苦笑面容、颈项强直、角弓反张、吞咽困难、呼吸困难、窒息)。

(3)全身情况(体温、呼吸、脉搏情况,失水现象等)。

(4)用药情况(破伤风抗毒素、冬眠药、镇静药、泻药及中药),用药效果及反应。

(5)进食情况(鼻饲、静脉补液),水、电解质是否平衡。

(6)有无肺部感染、高热、败血症等并发症。

(7)气管切开情况。

3. 气性坏疽 是一种由厌氧性致病菌引起的严重急性感染性疾病。起病急,进展快,局部及全身中毒症状明显,处理不当可造成残疾或死亡。

【术前交接班内容】

(1)伤口污染性质,伤口情况(剧痛、水肿、皮肤色泽改变、产气、恶臭、大块组织坏死)。

(2)体温、脉搏变化,中毒症状(高热、烦躁、贫血、虚弱、脉细速、黄疸、谵妄、昏迷)。

(3)伤口分泌物涂片检查结果,厌氧菌培养、局部组织病理活检结果。

(4)消毒、隔离措施落实情况。

【术后交接班内容】

(1)清创及伤口情况。

(2)体温、脉搏、呼吸、血压情况,水、电解质平衡情况,有无输血反应。

(3)注射多价气性坏疽抗毒素前的皮试及抗过敏准备情况。

(4)高压氧治疗后伤口变化及反应。

(5)截肢者残肢疼痛及感染情况。

(三)烧伤

烧伤是一种常见的急性外伤，常为高温度的热力(如沸水、蒸气、火焰、热油、钢水、电流、高热金属)和化学物质(如强酸、强碱、磷)所造成。除局部组织遭受损伤外，严重的大面积烧伤可产生一系列全身性病理生理改变，如严重休克、感染、水和电解质及酸碱平衡失调等，并发症较多，死亡率较高。

【一般烧伤交接班内容】

(1)患者年龄、烧伤时间、原因(化学物品灼伤、火焰烧伤、沸水烫伤)。

(2)部位(头面部、四肢、躯干、臀部、会阴部、内脏)、面积、深度(Ⅰ度、浅Ⅱ度、深Ⅱ度、Ⅲ度)。

(3)烧伤早期急诊处理情况(输液、清创、卫生处理等)，有无复合伤(骨折、颅脑伤、挤压伤等)、多器官(呼吸道、消化道、泌尿道、眼、耳、鼻等)烧烫伤。

(4)血压、脉搏、体温、呼吸、中心静脉压。

(5)排尿情况(尿量、颜色、pH 值、比重、血红蛋白)，有无早期休克表现。

(6)各种化验检查结果。

(7)病房准备情况(室温、湿度、床单、抢救物品和药品准备)。

(8)伤口转归情况，回收期创面局部处理情况(红外线照射、电热吹风等)。

【休克期交接班内容】

大面积烧伤临床过程一般分为休克、感染、修复三期。各期都有一些特殊情况，交接班时应予以注意。

(1)心律、心率、呼吸(注意呼吸道烧伤情况)、尿量(颜色、比重、pH 值)、体温、血压情况，中心静脉压测定及瞳孔变化情况。

(2)有无早期休克症状(烦躁、嗜睡、口渴、出冷汗、少尿、心率加快、血压降低、手足发凉等)。

(3)血生化检验结果(血气分析、血钾、血钠、氯化物、二氧化碳结合力、非蛋白氮等)，红细胞压积。

(4)24 小时出入量，每 8 小时输液量，晶体液与胶体液的比例，抗生素等药物使用情况。

【大面积烧伤感染期交接班内容】

(1)早期败血症情况(寒战、发热、烦躁不安、谵妄或嗜睡、体温不升、腹胀、腹泻等)。

(2)创面情况(潮湿、结痂、回吸收、出血点、淤血斑、感染、肿胀、坏死、腥臭等)。

(3)有无呼吸系统、泌尿系统感染等并发症。

(4)创面植皮情况。

(5)病人饮食(口服、鼻饲、静脉营养，每日热卡、蛋白量)、消化、营养情况。

(6)体位、翻身时间。

【大面积烧伤修复期交接班内容】

(1)肢体功能锻炼情况。

(2)皮肤保护情况。

(3)止痒措施。

(四)器官移植

1. 肾移植 肾是维持生命的重要器官,当严重肾功能衰竭经多种治疗不能改善时,可行肾移植。

【术前交接班内容】

(1)生命体征(血压、脉搏、呼吸、体温)。

(2)全身状况(水肿、食欲、神态、有无感染病灶等)。

(3)精神状况。

(4)24 小时尿量(尿色、量、比重)。

(5)免疫抑制药使用情况。

(6)各项化验指标(肌酐、尿素氮、血糖、肝功能、二氧化碳结合力等)。

(7)术前准备情况(包括环境消毒、病人个人卫生)。

【术后交接班内容】

(1)麻醉情况。

(2)血压、脉搏、呼吸、体温情况,移植肾的血管杂音变化。

(3)病人的精神、情绪、食欲情况,有无发热、头痛、关节肌肉酸痛等全身症状,有无肾移植的排斥反应。

(4)尿量、尿比重、尿性质、尿 pH 值。

(5)伤口有无渗液、渗血。

(6)留置导尿管是否通畅,引流液的数量、性质。

(7)24 小时出入量及血生化检查结果(肌酐、尿素氮、二氧化碳结合力、内生肌酐廓清率等)。

(8)免疫抑制药应用情况。

(9)抗排斥治疗情况(激素冲击剂量、补液量及补液性质),静脉滴注肝素的速度及出血情况。

(10)其他并发症的出现及处理情况,注意消化道出血(呕吐物、粪便性状)。

(11)导尿管拔除后有无腹胀、腹痛、尿失禁或排尿困难。

(12)移植肾情况(压痛、肿大等)。

2. 肝移植 肝移植适用于肝癌、肝硬化末期、先天性肝代谢缺陷、先天性胆管闭锁和急性肝功能衰竭等病症。

【术前交接班内容】

(1)病史与病情要点,临床检验要点(三大常规,心、肝、肾功能测定,甲胎蛋白,血生化检验,出、凝血时间与免疫功能检查,血型,咽拭子培养)。

(2)精神状态。

(3)全身情况(体温、脉搏、呼吸、血压,体重、神志、面容、贫血、黄疸、消瘦,消化道症状、腹水、腹围、水肿,尿总量等)。

(4)饮食、食欲。

(5)腹痛部位、性质、程度。

(6)腹部肿块的部位、大小、质地、发展及淋巴结转移情况。

(7)术前用药(抗生素、凝血药物、化疗药)及药物不良反应情况。

(8)病室及各种物品消毒情况,药品(抗生素、抗排异药、护肝药、抢救药)及抢救器械准备情况。

【术后交接班内容】

(1)麻醉经过和手术过程。

(2)低温麻醉的复温、复苏情况(面色、神志、体温、脉搏、呼吸、血压变化)。

(3)伤口渗血、渗液情况,引流管放置位置,吸引是否通畅,引流液颜色、数量、性质。

(4)体温、脉搏、呼吸、血压、瞳孔等生命体征的监护与体位、神志改变情况。

(5)输液总量、速度,中心静脉压测定结果。

(6)出入量(每小时尿量,尿的颜色、比重、pH 值,电解质及酸碱平衡情况)。

(7)有无早期排异症状(全身不适、精神萎靡、烦躁不安、夜间不能入睡、寒战、高热、肝区胀痛、腹胀、食欲骤减、黄疸加深、胆汁分泌减少、胆汁颜色变淡)。

(8)有无早期肝性脑病症状(精神萎靡不振、嗜睡、躁动、谵妄等)。

(9)有无手术后并发症(如胆管阻塞、胆总管末梢坏死、胆瘘、胆管泥沙样结石等)。

(10)有无药物治疗并发症,如激素治疗后发生消化道出血、低钾、无力、水肿、精神改变、应激性溃疡,肝素治疗后发生出血现象,免疫抑制药使用后出现白细胞、血小板下降和皮肤淤斑、淤点等。

(11)黄疸出现的时间、程度,粪便颜色、性质。

(12)各种特殊化验检查结果。

(五)神经外科

1. 脑肿瘤(颅内占位性病变) 主要是指颅内新生物。有良性、恶性之分,种类较多,神经胶质瘤占一半以上。手术摘除是根本的治疗措施。

【术前交接班内容】

(1)颅内高压表现(头痛、呕吐、血压增高,呼吸、脉搏减慢),定位症状(听力、视力、感觉、运动障碍)。

(2)头颅 X 线摄片、脑血管造影、X 线电子计算机断层扫描(CT)检查报告。

(3)颅脑超声波、脑电图检查结果。

【术后交接班内容】

(1)肿瘤部位、大小。

(2)生命体征变化(体温、脉搏、呼吸、血压、瞳孔),意识状态,有无脑水肿、脑疝的早期表现。

(3)有无面神经麻痹、肢体瘫痪、癫痫、肺部感染等术后并发症。

(4)伤口情况。

(5)冬眠药物使用及降温情况。

(6)脑室引流是否通畅,引流量,引流液颜色。

2. 脑外伤(脑震荡、脑挫伤) 大多由交通事故或从高处坠下所致,病情危急,有的需紧急手术治疗。

【交接班内容】

(1)受伤时间、方式(如对冲伤等)、部位,伤口情况。

(2)意识状态(朦胧状态、短暂或持续昏睡、浅昏迷、深昏迷),有无中间清醒期(即先昏迷,中间转清醒,不久又进入昏迷状态)。

(3)瞳孔变化(瞳孔大小、对称性、对光反应等)。

(4)肢体活动障碍。

(5)有无局限性抽搐和癫痫大发作情况。

(6)有无颅内血肿、脑干挫伤、脑水肿的先兆(剧烈头痛、频繁呕吐、瞳孔不等大、肢体瘫痪或活动障碍、生命体征改变)。

(7)尿失禁、尿潴留情况。

(8)呼吸道是否通畅,有无肺部感染等并发症。

(9)输液性质,输液量,输液速度,药物反应,饮食情况(鼻饲、热卡),脱水药使用情况与尿量。

(10)术后体位(床头抬高 15°～30°)。

(11)降温或人工冬眠情况。

3. 脊髓压迫症 脊髓压迫症多由良性肿瘤和急性硬膜外脓肿引起。前者病程经过慢,初有神经根痛,继而出现压迫部位以下运动与感觉功能障碍及大小便障碍。后者多由局部脓性感染或败血症引起,起病急,高热,局部剧痛,迅速发生截瘫。

【术前交接班内容】

(1)病变部位、性质。

(2)体温、脉搏变化。

(3)呼吸情况,四肢瘫痪及呼吸肌麻痹病人的人工呼吸机使用、气管切开、吸痰、吸氧等情况。

(4)大小便情况,留置导尿管是否通畅,尿量、性质、颜色。

(5)有无压疮(部位、大小、深浅)。

【术后交接班内容】

(1)手术部位,术后诊断。

(2)神经功能恢复情况(运动、感觉、自主大小便能力)。

(3)伤口情况(渗出、感染)。

(4)定时翻身。

(5)有无压疮(部位、范围、程度)。

4. 颅内高压症 主要表现为头痛、恶心、呕吐(典型者呈喷射性呕吐)、视神经盘水肿与精神活动改变。多由颅内肿瘤、血肿、严重外伤或感染所致。

【术前交接班内容】

(1)有无头痛及头痛程度,瞳孔变化,肢体活动情况,有无局限性抽搐。

(2)颅内高压表现及生命体征变化,特别注意瞳孔变化及脑疝的早期表现。

(3)有无神经定位症状与体征(面肌瘫痪、面肌抽搐、眼球运动异常、伸舌偏斜、肢体瘫痪或抽搐、言语障碍、共济失调等)。

(4)脱水药使用情况,输液量及速度,排尿总量。

【术后交接班内容】

(1)病变性质、部位、大小。

(2)意识、瞳孔等生命体征变化。

(3)有无术后并发症,如面瘫、肢体瘫痪、失语、失听、癫痫(发作部位与频度)、肺炎、伤口感染等。

(4)冬眠药物使用情况与降温情况,有无不良反应。

(5)脑室引流是否通畅,引流量,引流液颜色、性质。

(六)胸外科

胸外科疾病包括胸部、胸膜腔、肺、心、心包、食管、横膈等胸廓部位的疾病。其特点是大多数为慢性疾病,手术治疗范围较大,危险性较大,并发症较多。

1. 肺切除　常于治疗肺肿瘤、肺结核、支气管扩张、肺化脓症等肺部疾病时施行肺切除。

【术前交接班内容】

(1)咳嗽、咳痰、咯血、痰中带血情况,发热、发冷、胸痛、乏力、盗汗情况。

(2)痰量、性质、气味、色泽。

(3)胸部X线摄片检查报告。

【术后交接班内容】

(1)血压、脉搏、呼吸变化,有无并发症(肺出血、肺不张、肺炎、支气管胸膜炎)。

(2)输液情况(药液量、速度、反应)。

(3)水封瓶引流是否通畅,引流量,引流液颜色及性质,水封瓶内水柱波动及位置高低情况。

(4)拔管后情况。

2. 食管切除　常用于食管肿瘤、瘢痕缩窄、憩室的治疗。

【术前交接班内容】

(1)食管内异物感情况,胸骨后刺痛、烧灼样或压榨样疼痛情况。

(2)水、电解质平衡情况(饮食、补液等)。

(3)用药情况及反应(恶心、呕吐等)。

(4)使用缓泻药或清洁灌肠情况。

【术后交接班内容】

(1)有无吻合口疼痛、吻合口瘘、术后高热、胸痛、胸闷情况,有无脓胸、肺炎等并发症。

(2)胸腔引流情况。

(3)饮食情况,有无呛咳、腹胀、腹痛、吞咽困难、食物反流现象。

3. 心包手术　多为化脓性心包炎引流术、缩窄性心包炎心包剥离术。

【术前交接班内容】

(1)化脓性心包炎病人寒战、高热、出汗、胸闷、胸痛、心悸、呼吸困难情况。

(2)缩窄性心包炎病人气急、腹胀、腹水、下肢水肿、呼吸急促、颈静脉怒张、奇脉、脉压变小、肝脾肿大、心音遥远等情况。

(3)心率、心律、24 小时出入量情况。

(4)心电图检查及胸部 X 线摄片检查结果。

【术后交接班内容】

(1)胸腔、心包腔引流是否通畅,引流液量、性质及颜色。

(2)心悸、气急、心前区疼痛、心音强弱、颈静脉怒张、下肢水肿情况,体温、脉搏、呼吸、血压变化。

(3)输液量、速度,静脉压情况,尿量变化。

(4)腹围、体重变化,血生化检验结果。

4. 二尖瓣狭窄分离术 风湿性心脏病二尖瓣狭窄中度以上者,适合手术治疗。

【术前交接班内容】

(1)体温、脉搏、呼吸、血压。

(2)有无心悸、气促、端坐呼吸、咳嗽、咯血、面颊发绀或呈暗红色、下肢水肿、颈静脉怒张等现象。

(3)有无心律失常(心房纤维性颤动等),有无心力衰竭及洋地黄中毒症状。

(4)心脏 X 线摄片检查结果及超声心动图检查报告。

【术后交接班内容】

(1)血压、心律、心率、呼吸情况,有无胸闷、咳嗽、气急、发绀、端坐呼吸、阵发性呼吸困难、咳粉红色泡沫痰等心力衰竭症状。

(2)输液量、输液速度、尿量和药物反应情况。

(3)意识、瞳孔、肢体疼痛、肢体活动、皮肤颜色情况,有无肺不张、肺炎、脓胸、肺梗死等并发症。

(4)重要化验检查结果。

(5)有无心包综合征表现(术后 7～14 小时内发生心包出血,心率加快、高热、胸闷、心包摩擦音)。

5. 体外循环下心内直视手术 室间隔缺损、法洛四联征、风湿性心脏病二尖瓣关闭不全等心脏疾病须在体外循环条件下进行手术。

【术前交接班内容】

(1)体温、脉搏、呼吸、血压、心率、心律变化,唇、指甲发绀等缺氧表现。

(2)洋地黄药物反应。

(3)心肺功能情况。

(4)心电图变化,心脏 X 线摄片及超声心动图检查报告。

【术后交接班内容】

(1)体温、脉搏、呼吸、血压、心律、心率情况。

(2)神志、瞳孔情况,呼吸困难程度。

(3)水封瓶引流是否通畅,引流量,引流液颜色,给氧情况,咳嗽、体位更换情况。

(4)中心静脉压变化(正常 7～12 厘米水柱,高于 15 厘米水柱,补液速度不宜太快,低于正常表示血容量不足)。

(5)尿量、颜色、比重、pH 值。

(6)饮食情况,肠蠕动恢复情况。

(7)全身活动、康复情况。

6. 闭合性气胸 胸部创伤有60%～70%造成气胸,而且常伴有血胸。气胸可分为闭合性气胸、开放性气胸、张力性气胸三类。闭合性气胸多见于闭合性胸部创伤,空气主要来自肺组织裂口,气胸造成部分肺萎缩,胸膜腔内压仍低于大气压。空气进入胸膜腔后通道可自行闭塞。

【交接班内容】

(1)体位(平卧、高枕、半卧、坐位等)。

(2)胸闷、胸痛、胸部紧迫感、气促、呼吸困难、发绀、脉搏快慢情况。

(3)咳嗽情况(刺激性干咳),皮下气肿范围,胸腔测压及抽气情况。

(4)胸腔闭式引流者引流管是否通畅,气泡排出情况。

7. 开放性气胸 胸部外伤后空气进入胸膜腔,肺脏受压,伤口通道持续存在。

【术前交接班内容】

(1)受伤部位、时间、方式。

(2)患处出血、疼痛、气促、发绀情况,气管、纵隔向健侧移位情况,有无休克表现。

(3)胸部 X 线检查情况。

【术后交接班内容】

(1)呼吸、脉搏、血压、体温。

(2)胸腔闭式引流者引流管是否通畅,引流液颜色及数量,气泡排出情况。

(3)病情变化(胸痛、气促、发绀等)。

8. 张力性气胸 常见于较严重的闭合性胸部损伤,空气来自较大较深的肺裂伤或支气管裂伤。破口与胸膜腔相通,呈活瓣状,当吸气时空气进入胸膜腔,呼气时空气不能排出,胸腔内压力不断增高。

【术前交接班内容】

(1)重度呼吸困难、发绀、休克、烦躁不安、昏迷情况。

(2)外伤史,有无纵隔气肿、皮下气肿及血胸。

(3)胸部 X 线检查情况。

【术后交接班内容】

(1)血压、脉搏、呼吸、体温及体位,有无肺出血、肺炎、支气管胸膜炎等并发症。

(2)水封瓶是否通畅,引流液量、颜色及性质、水封瓶内水柱波动及位置高低情况。

(3)拔管后情况变化。

9. 血胸 外伤性出血来自心脏及胸内大血管破裂、胸壁血管损伤、肺组织破裂。单纯少量血胸可无明显症状,中等量或大量血胸具有急性失血及休克症状。

【交接班内容】

(1)外伤史与伤情(面色苍白、气促、口渴、心悸、脉搏细弱、血压下降),体温、脉搏、呼吸、血压变化。

(2)血红蛋白及胸部 X 线检查情况。

(3)胸腔引流管是否通畅,引流液性质、数量。

10. 法洛四联症 是一种肺动脉狭窄、室间隔缺损、右心室肥大、主动脉骑跨的先天性心脏病。

【术前交接班内容】

(1)发育状况,活动后表现,有无昏厥史。

(2)气促、发绀程度和杵状指(趾)情况。

(3)心率、心律情况,有无咳嗽、水肿。

(4)血红蛋白、红细胞计数、红细胞压积。

(5)心电图检查及胸部X线透视、摄片情况。

【术后交接班内容】

(1)生命体征变化。

(2)神志、瞳孔变化,肢体活动情况。

(3)全身末梢循环情况(皮肤温度、发绀等)。

(4)呼吸机辅助呼吸情况,停用后能否咳痰。

(5)胸腔(心包、纵隔)引流管是否通畅,引流液性质及量。

(6)出入量,尿液性质。

(7)中心静脉压测定结果。

(8)升压药浓度及滴速。

(9)血生化检验报告,有无洋地黄中毒症状。

(10)有无心力衰竭表现(左心衰竭,肺部有湿啰音;右心衰竭,有颈静脉怒张、下肢水肿、肝大等表现)。

(七)普通外科

1. 甲状腺功能亢进 甲状腺功能亢进是一种甲状腺素分泌过多的疾病。临床上有心悸、怕热、急躁、食欲亢进、消瘦、乏力、两手颤抖、突眼、基础代谢率增高等表现。

【术前交接班内容】

(1)基础代谢率(基础代谢率=脉压差+每分钟脉搏次数−111)。

(2)心悸、情绪改变、多汗、两手颤抖情况。

(3)消瘦、体重减轻情况,女病人月经失调情况。

(4)食欲及精神、睡眠情况,有无感冒、咳嗽。

(5)呼吸情况,有无气管移位、肿大腺体压迫气管情况。

(6)突眼体征。

【术后交接班内容】

(1)血压、脉搏、呼吸、心率。

(2)有无甲状腺危象先兆(高热、脉搏细速、烦躁、谵妄、昏迷、腹泻)。

(3)伤口出血、渗出(渗出量、性质)情况;引流管是否通畅,引流液量、色的观察。

(4)有无喉返神经损伤症状(声音嘶哑、窒息、吞咽困难)。

(5)有无甲状旁腺受损症状(唇周及肢端麻木、手足抽搐)。

2. 乳房脓肿 乳汁引流不畅与感染因素引起乳房炎症,进而形成乳房脓肿。

【术前交接班内容】

(1)高热、寒战情况,局部皮肤红肿、疼痛情况,有无脓肿形成,患侧腋窝淋巴结有无肿大,乳汁通畅情况。

(2)白细胞计数、分类情况。

【术后交接班内容】

(1)局部敷料引流情况(渗出量、渗出液颜色)。

(2)体温变化,乳汁是否通畅。

3. 乳腺癌 乳腺癌症状可多种多样,常见的有乳腺肿块,乳腺疼痛,乳头溢液、糜烂或皮肤凹陷、腋窝淋巴结肿大。

【术前交接班内容】

(1)肿块部位、大小、边界、形状、表面皮肤颜色、质地、压痛、移动度等情况。

(2)锁骨上与腋窝淋巴结肿大情况。

【术后交接班内容】

(1)体温、脉搏、呼吸、血压情况。

(2)伤口渗血、渗液(颜色、数量)情况,负压引流管是否通畅,引流液量、性质。

(3)患侧上肢血运情况,有无肿胀。

(4)供皮面及伤口有无感染。

(5)化疗反应(恶心、呕吐、食欲减退及血常规改变)。

4. 下肢静脉曲张 由于各种因素,使下肢静脉瓣闭锁不良,静脉扩张,静脉血回流障碍,造成大隐静脉和小隐静脉等的曲张。

【术前交接班内容】

(1)曲张部位(大隐静脉和/或小隐静脉)。

(2)有无并发症(下肢溃疡、湿疹、血栓性静脉炎)。

(3)有无小腿发胀、发重、易疲劳等症状。

【术后交接班内容】

(1)体温、脉搏变化。

(2)患肢抬高情况,患肢血运、皮肤温度情况。

5. 血栓闭塞性脉管炎 血栓闭塞性脉管炎是周围脉管(指中小动脉及静脉)的一种慢性持续性、进行性的血管炎症病变,可导致血栓形成,使血管腔闭塞。病变可发生在全身血管,但以下肢为主。

【术前交接班内容】

(1)患肢是否喜暖怕冷、触之冰凉、有麻木感,足部、小腿酸痛情况,皮肤颜色(苍白或紫红),足背动脉搏动情况(消失或减弱)。

(2)患肢活动后或下垂时皮肤是否呈紫红色,或有淤血斑点,是否伴持续性胀痛。

(3)患肢有无剧痛,是否昼轻夜重,局部有无溃疡或坏疽,有无感染,有无寒战、发热等。

(4)情绪、休息、戒烟情况,止痛药应用情况及效果。

【术后交接班内容】

(1)血压、脉搏情况。

(2)局部动脉搏动变化及血供情况。

(3)腰交感神经节阻滞后有无恶心、呕吐、心悸、头晕反应。

(4)溃疡愈合情况。

6. 肛瘘 肛管、直肠壁感染后引流不畅形成脓肿,脓肿破溃后可形成瘘管。瘘管多数为化脓性感染所致,少数为结核性感染所致。

【术前交接班内容】

(1)肛瘘部位(时钟方位)。

(2)分泌液性质、颜色、气味。

(3)有无发热。

【术后交接班内容】

(1)伤口出血、渗出液情况。

(2)便后坐浴情况(1∶5000 高锰酸钾溶液)。

7. 痔 痔俗称痔疮,有内痔、外痔、混合痔之分。多因腹内压增高(习惯性便秘、盆腔肿瘤、妊娠、慢性咳嗽)等因素,使静脉血回流障碍,痔静脉丛淤血、扩张而形成痔。

【术前交接班内容】

(1)便秘、便血情况,痔的部位,有无出血、疼痛、感染及嵌顿。

(2)全身情况,有无贫血。

【术后交接班内容】

(1)伤口有无出血,出血量,有无渗出液,有无感染。

(2)术后每次排大便情况,排便后伤口有无出血。

(3)1∶5000 高锰酸钾溶液坐浴情况。

(八)腹部外科

许多腹腔和盆腔脏器的器质性或功能性病变需行外科手术治疗。

1. 急性阑尾炎与腹膜炎 急性阑尾炎是阑尾因梗阻、感染而引起的急性炎症。阑尾穿孔引起腹膜炎是阑尾炎的常见并发症。

【术前交接班内容】

(1)腹痛部位、程度、性质(持续性、阵发性)。

(2)腹部体征(腹部膨隆、包块、压痛、反跳痛、腹肌紧张)。

(3)体温、脉搏、血常规变化。

(4)消化道症状(恶心、呕吐、腹泻或便秘等)。

【术后交接班内容】

(1)麻醉情况,术后麻醉反应(头痛、尿潴留等)。

(2)伤口情况(出血、感染),腹腔引流情况(引流量及引流液颜色)。

(3)卧位。

(4)肠蠕动恢复时间,肠鸣音、肛门排气情况。

(5)胃肠减压情况(胃内容物、颜色、量)。

(6)体温变化,有无腹泻、里急后重,有无盆腔残余脓肿症状。

2. 急性胃穿孔 常见于胃及十二指肠溃疡和各种创伤。穿孔后胃及十二指肠内容物外流,污染腹腔,刺激腹膜,可引起休克及弥漫性腹膜炎等严重并发症。如不及时处理,可危及生命。

【术前交接班内容】

(1)腹痛部位、性质(突发性、持续性、刀割或烧灼样)。

(2)病史及诱因。

(3)腹部体征(腹肌紧张、板样强直、全腹压痛及反跳痛、肝浊音界变化)。

(4)胃肠道症状(恶心、呕吐、腹胀等)。

(5)全身情况(体温、脉搏、血压),有无早期休克表现(面色苍白、脉速、血压下降、皮肤湿冷、出冷汗等)。

(6)X 线检查结果(膈下游离气体)。

(7)血常规变化。

(8)输液量及尿量。

3. 幽门梗阻 幽门梗阻继发于胃及十二指肠慢性溃疡、幽门肿瘤、胃黏膜脱垂、胃窦炎等疾病。梗阻发生后,胃内容物不能通过,在胃内潴留,并由此引起营养障碍及其他功能紊乱。

【术前交接班内容】

(1)呕吐程度、时间,呕吐物性质及量,有无恶心。

(2)全身情况(消瘦、脱水、碱中毒、少尿、尿中出现酮体、低钾血症)。

(3)输液量、速度、药物内容(晶体液、胶体液、补钾)。

(4)术前 3 日饮食及洗胃情况。

(5)血生化检验结果(血钾、血钠、氯化物、二氧化碳结合力、非蛋白氮)。

4. 胃大出血 胃大出血主要发生于胃及十二指肠溃疡,其次是胃癌、慢性胃炎、胃黏膜脱垂等疾病,主要表现为呕血(暗红或棕褐色)和黑便,以及由大出血引起的一系列全身状况的改变。严重者可因出血性休克、急性循环衰竭而死亡。反复出血可引起重度贫血或营养性水肿。

【术前交接班内容】

(1)体温、脉搏、呼吸、血压变化。

(2)呕血、便血(柏油样便)的色、量。

(3)有无休克症状(面色苍白、头晕、乏力、出冷汗、烦躁、脉细速、血压下降),中心静脉压测定结果。

(4)消化道症状(恶心、呕吐、腹痛等)。

(5)输血、输液量、速度,有无输血、输液反应。

(6)血化验结果(红细胞、血红蛋白、凝血酶原、血小板及出、凝血时间等)。

5. 胃、十二指肠溃疡恶变 急性胃穿孔、幽门梗阻、胃大出血及胃、十二指肠溃疡恶变是施行胃切除手术的适应证。在内科治疗无效的情况下,可进行手术治疗。

【术后交接班内容】

(1)麻醉情况(麻醉名称、清醒时间及反应)。

(2)手术方式(毕洛士Ⅰ式或Ⅱ式胃切除、高位迷走神经切断、胃修补、胃空肠吻合术)。

(3)体温、脉搏、呼吸、血压变化。

(4)胃肠减压导管通畅情况,引流液颜色、量。

(5)伤口情况,有无渗出液(色、量、气味)。

(6)腹腔引流管放置部位,引流液颜色、量。

(7)肠蠕动恢复情况,包括时间、肠鸣音、腹泻、肛门排气。

(8)输血、输液量,滴速、反应。

(9)病情严重者交接 24 小时出入量,水、电解质平衡情况。

(10)进试餐流质后有无腹胀、腹痛、不适及梗阻现象(恶心、呕吐),呕吐物内容(胆汁、胃液、食物残渣等)。

(11)并发症情况(出血、梗阻、十二指肠残端瘘或吻合口瘘、倾倒综合征、低血糖综合征)。

(12)胃造口术后空肠饮料的温度、量、注入速度、有无腹胀。

(13)饮食及营养情况。

6. 小肠肿瘤　小肠良性肿瘤主要为腺瘤(息肉),恶性肿瘤有腺癌、类癌、肉瘤等。

【术前交接班内容】

(1)肠道出血情况(少量间断性柏油样便、贫血症状)。

(2)腹痛部位、性质(间歇性、绞窄性),有无肠梗阻症状。

(3)肿块部位、大小、活动度及压痛。

(4)肠壁穿孔情况(急性穿孔引起腹膜炎,慢性穿孔则形成肠瘘)。

(5)X 线钡餐造影及 B 型超声检查情况。

(6)有无类癌引起的特殊临床表现(阵发性颜面潮红,伴有痉挛性腹痛,水泻及气喘,多在进食后发作)。

【术后交接班内容】

(1)体温、脉搏、呼吸、血压变化。

(2)胃肠减压导管通畅情况,引流液颜色、量、性质。

(3)肠蠕动恢复情况(时间、肠鸣、肛门排气)。

(4)输血、输液量,输液速度及反应。

7. 结肠肿瘤　结肠肿瘤通常可分为右半结肠肿瘤、左半结肠肿瘤、横结肠肿瘤和直肠肿瘤。

【术前交接班内容】

(1)腹痛部位、性质(阵发性、持续性)。

(2)排便情况(便秘或腹泻、便血、便中带脓性黏液)。

(3)腹部肿块大小、活动度及压痛。

(4)全身情况(消瘦、发热、贫血、恶病质、腹水、肝大、锁骨上及直肠窝淋巴结肿大等)。

(5)纤维结肠镜检查及钡剂灌肠造影结果。

(6)术前饮食准备情况(流质饮食 3 日)。

(7)术前肠道准备情况(口服抗生素或磺胺药 3 日,肠道清洁,术晨清洁灌肠)。

【术后交接班内容】

(1)血压、脉搏、呼吸、体温。

(2)胃肠减压引流物性质及量。

(3)腹痛、腹胀情况(人工肛门未开放前)。

(4)造瘘口排便情况,大便颜色、量、形状。

(5)臀部皮肤情况。

(6)食欲、消化情况。

(7)出入量情况。

8. 胆道疾病 胆道疾病有胆囊炎、胆结石、胆道感染、急性化脓性胆管炎等。

【术前交接班内容】

(1)全身情况(面色、体温、脉搏、呼吸、血压变化),有无中毒性休克表现(血压下降、脉搏加快等)。

(2)腹痛部位、程度、性质,有无放射痛,消化道症状(恶心、呕吐、便秘)。

(3)大、小便颜色变化。

(4)术前如做过胆囊造影、经皮肝穿刺胆道造影(PTC)或经皮肝穿刺胆管引流(PTCD),应注意反应、腹痛、内出血等情况。

(5)重要的生化及其他检查结果。

(6)术前超声波检查报告。

(7)术前饮食情况(低脂、高蛋白、高热能饮食)。

(8)凝血酶原时间,注射针眼有无出血情况。

(9)肝功能情况。

(10)广谱抗生素使用情况,有无反应。

【术后交接班内容】

(1)手术名称,术中使用何种麻醉,有无不良反应,术中病情变化及处理。

(2)体位。

(3)体温、脉搏、呼吸、血压。

(4)伤口有无渗血,引流管引流是否通畅,引流液的颜色、量、性质。

(5)"T"形管引流是否通畅,胆汁颜色、性质(混浊、沉淀、血性胆汁)及胆汁量。

(6)有无胆汁性腹膜炎症状(体温升高、脉搏加速、腹痛、腹肌紧张、上腹部压痛和反跳痛等)。

(7)皮肤、巩膜黄染程度及变化,粪、尿颜色。

(8)出入量,水、电解质失衡情况。

(9)止痛药使用效果反应,饮食、营养状况。

(10)手术并发症情况(胆汁瘘、胆管损伤、胆管出血、胆汁性腹膜炎、膈下脓肿、腹腔感染、胆管残余结石)。

9. 胆管蛔虫病 肠管蛔虫钻入胆总管、胆囊管、肝管后发病,可引起胆管感染及其他并发症。

【术前交接班内容】

(1)体温、脉搏、血压变化。

(2)腹痛性质、部位。

(3)发作情况,有无恶心、呕吐。

(4)对并发症者要交接班发热、黄疸、出血、休克等全身情况,血、尿淀粉酶变化。

【术后交接班内容】

保守治疗无效而手术治疗者,可参照胆囊炎、胆石症、胰腺炎、肝脓肿等疾病的术后交接班内容。

10. 急性胰腺炎 胰腺炎是一种由胰腺酶消化胰腺本身而引起的急性炎症。病理改变有水肿、出血、坏死。病因比较复杂,常见的诱因为胆管梗阻、胆汁逆流、暴饮暴食、感染及精神因素,半数以上的病人有慢性胆囊炎和胆石症病史。

急性胰腺炎分水肿型与坏死型(亦称出血型)两类,临床上绝大多数为水肿型。坏死型虽少见,但病情危重,需及时抢救。

【术前交接班内容】

(1)腹痛部位、性质(持续性、阵发性、放射性)。

(2)恶心、呕吐(呕吐物内容、量,呕吐与腹痛关系)。

(3)体温、脉搏、血压变化,中心静脉压测定情况。

(4)全身情况(表情痛苦、脱水、黄疸、手足抽搐),休克情况(皮肤苍白、肢端湿冷、脉细速、血压下降、尿量减少);有无心、肺等脏器并发症。

(5)腹部压痛、反跳痛、腹肌紧张、肠麻痹(腹胀、肠鸣音消失)、腹部块状物情况,重症病人有无腹膜炎体征(明显腹膜刺激征、血性腹水),脐、腰部皮肤是否呈花斑纹或青紫色。

(6)血、尿淀粉酶检查情况,血钾、钙、钠、氯化物、二氧化碳结合力、非蛋白氮检查结果,心电图变化。

(7)有无暴饮暴食、酗酒情况及胆管疾病史。

【术后交接班内容】

(1)体温、脉搏、呼吸、血压。

(2)全身状况,休克是否纠正,水、电解质是否平衡(观察口渴、腹胀、抽搐等低钾、低钠、失水及低血钙的表现)。

(3)重症病人 24 小时出入量、输液量及滴速,血生化变化(血钾、血钙、血钠)。

(4)引流管通畅情况,引流液性质、颜色、量。

(5)伤口渗液性质、颜色、量,伤口局部有无感染,有无形成肠瘘。

(6)饮食、营养情况。

11. 急性肠梗阻 肠梗阻是指肠内容物不能通过肠道,多由肠道狭窄或阻塞引起。

【术前交接班内容】

(1)腹痛部位、程度、性质、时间。

(2)呕吐次数、性质、发生时间,呕吐物内容、气味、颜色,呕吐量。

(3)排气、排便情况。

(4)全身情况,有无脱水、休克(面色苍白、脉搏快速、血压下降、皮肤湿冷、中心静脉压下降)及神志改变(烦躁不安、神志淡漠、嗜睡、昏迷)。

(5)腹部膨胀、肠鸣音(亢进、减弱或消失)、蠕动波、肠形或包块、腹膜刺激征(腹肌紧张、压痛)等情况。

(6)X 线透视、摄片报告(肠曲、液平面)。

(7)体温、脉搏、呼吸、血压变化。

(8)血清钾、钠、氯和酸碱平衡、血常规情况。

(9)体温变化。

【术后交接班内容】

(1)出入量。

(2)胃肠减压通畅情况,流出物量、性质、颜色,减压过程中肠蠕动恢复情况,肛门排气时间,有无腹胀、腹痛。

(3)有无肠梗阻术后并发症(肠瘘、再次出现肠梗阻症状)。

(4)体温、脉搏、呼吸、血压变化。

(5)饮食情况,进食后有无腹痛、腹胀,有无肠形。

12. 腹部闭合性损伤　直接或间接暴力、外伤、高处跌下等因素引起的腹部损伤,有开放性与闭合性两种类型。闭合性损伤占这种腹部损伤的60%～70%。腹部空腔脏器、实质脏器及血管的损伤,可造成腹膜炎、大出血、休克等严重情况。

【术前交接班内容】

(1)受伤时间、受伤方式、着力部位及伤情。

(2)受伤后症状、体征。

(3)全身情况(面色、神志、脉搏、血压、呼吸、体温等),有无内出血、休克、腹膜炎的早期表现。

(4)腹部伤口情况,压痛部位及程度,有无腹膜刺激征及移位性浊音,肠鸣音、肝浊音界的改变。

(5)大、小便变化,有无其他部位的复合伤,血、尿常规和红细胞压积、非蛋白氮、二氧化碳结合力等的变化。

(6)腹腔穿刺结果(穿刺液性状、颜色、数量)。

(7)胸透(横膈活动、膈下游离气体)、超声波检查(胸、腹腔积血、积液平段)结果。

(8)胃肠减压、留置导尿的情况。

【术后交接班内容】

(1)麻醉方式与反应。

(2)伤口情况(出血、渗血、疼痛),腹腔引流导管通畅情况,引流液颜色、量及性状。

(3)全身情况(体温、脉搏、呼吸、血压),出入量,水、电解质平衡情况,输血、输液量及反应。

(4)胃肠减压情况(吸出物性质、颜色、数量),肠蠕动恢复时间,肛门排气时间。

(5)留置导尿的尿量、尿色变化,尿中有无沉淀物(血块、糜烂组织),有无尿路逆行感染的体征。

13. 肝损伤　肝损伤分开放性和闭合性两种。开放性损伤为锐器刺伤或火器贯通伤;闭合性损伤可由直接暴力、冲击、挤压或高处坠落时的震荡对冲作用所引起。

【术前交接班内容】

(1)外伤史、受伤方式、受伤时间、伤情。

(2)血压、脉搏、体温、呼吸变化,肝区疼痛、压痛、叩击痛情况,有无急性贫血面容、腹膜刺激征、休克征象,有无呕吐,呕吐物内容和性质。

(3)血红蛋白及红细胞压积变化。

(4)X线检查(胸、腹部检查)结果。

(5)腹腔穿刺结果。

(6)其他复合伤(如合并骨折、血气胸及全身其他部位的外伤等)情况。

【术后交接班内容】

(1)麻醉情况。

(2)伤口情况(出血、渗液、伤口疼痛)。

(3)腹腔引流导管通畅情况,引流液颜色、量。

(4)全身情况(体温、脉搏、呼吸、血压),输血、输液量与反应,血红蛋白变化。

(5)病人的食欲、饮食、营养情况。

14. 脾破裂 直接或间接暴力、冲撞、挤压均可引起脾破裂,尤其在脾脏有病理改变时更易发生,有时可发生自发性脾破裂。

【术前交接班内容】

(1)外伤史,受伤部位、方式、时间,伤情,有无脾大史。

(2)体温、脉搏、呼吸、血压变化,有无内出血表现(腹膜刺激征、腹胀、腹痛、腹部移动性浊音、肠鸣音改变)和休克表现。

(3)血常规、红细胞压积变化及其他重要化验报告结果。

(4)X线检查的重要发现。

(5)腹部穿刺结果。

(6)全身其他复合伤情况。

【术后交接班内容】

(1)麻醉方式,麻醉中出现的问题及处理情况。

(2)手术过程,出血量。

(3)腹腔引流通畅情况(脾窝引流液的颜色、量)。

(4)血压、脉搏、呼吸、体温、面色、神志,有无再出血、感染的表现。

(5)出入量、输血量与反应。

(6)术后食欲与营养情况。

(7)其他复合伤治疗与转归情况。

15. 食管下段-胃底静脉曲张破裂出血 由于各种因素造成肝硬化,导致门静脉高压,使食管下段-胃底静脉曲张破裂而出血。由于出血量较多,易反复发生,可引起休克,肝性昏迷等严重病症。

【术前交接班内容】

(1)情绪、睡眠情况。

(2)全身情况,有无贫血、黄疸、腹水、水肿,食欲及营养状况。

(3)使用能量合剂、胰岛素时有无头晕、出汗、心悸等低血糖的表现。

(4)进出量、腹围、体重,应用利尿药后的尿量,有无低钾血症表现。

(5)有无肝性脑病前驱症状(性格异常、行为改变、语言不清、烦躁不安、扑翼样震颤、嗜睡、精神错乱)。

(6)有无出血先兆症状(恶心、胃部饱胀、烦躁、脉搏加快)。

(7)呕血量、颜色、次数,大便颜色及量,有无出血性休克症状。

(8)使用三腔管压迫止血情况(气囊充气量、插管时间、止血效果、间隙放气时间),有无胸闷、气急现象(警惕气囊上滑造成窒息),胃液颜色和量,放气后留管情况(有无出血)。

(9)体温、脉搏、呼吸、血压变化。

(10)输液量、速度,抗生素和止血药物使用情况,有无不良反应。

(11)血常规、血小板计数、出血时间和凝血时间、肝功能、血生化等重要化验检查结果。

【术后交接班内容】

(1)血压、脉搏变化,有无腹腔内出血征象。

(2)脾窝引流管引流量,引流液性质、颜色、是否混有腹水。

(3)有无恶心、呃逆等膈下感染表现。

(4)伤口情况。

(5)血小板变化(警惕门静脉、肠系膜上静脉发生血管栓塞性病变)。

(6)有无食管下段-胃底静脉再出血现象。

16. 疝 腹部疝形成的因素有无先天性因素(先天性缺损)和后天性因素(腹内压增加)。根据不同部位,腹部疝可分为腹股沟疝(斜疝、直疝)、股疝、脐疝、切口疝等。

【术前交接班内容】

(1)嵌顿疝嵌顿时间。

(2)绞窄性疝全身情况(体温、脉搏、呼吸、腹膜炎体征、中毒性休克表现)。

(3)有无感冒、咳嗽,大便是否通畅,术前床上排尿练习情况。

【术后交接班内容】

(1)有无阴囊血肿、大便不通畅情况。

(2)肠切除后有无腹痛、呕吐,血压情况。

(3)胃肠减压、腹腔引流及伤口引流管情况。

(4)切口情况。

(九)骨科

1. 骨折

【交接班内容】

(1)体温、脉搏、呼吸、血压情况,有无休克现象。

(2)伤口出血、疼痛和肢体活动障碍情况。

(3)患肢皮肤颜色、温度和知觉情况,有无压疮等并发症。

(4)大、小便是否正常。

(5)饮食、睡眠情况。

(6)X 线摄片报告。

2. 牵引 牵引是一种常用的治疗方法。临床上常见的为皮肤牵引和骨牵引。其目的:①使脱位的关节及错位的骨折复位,并维持复位后的位置。②牵引后固定关节,以减轻关节面所承受的压力,减少疼痛,使局部得到休息。③矫正畸形。

【交接班内容】

(1)患肢的血循环及活动功能,有无因血管、神经受压而引起的发绀、肿胀、发冷、麻木、疼痛、运动障碍,以及脉搏变弱或摸不到的情况。

(2)牵引的重量及调整情况,牵引物是否悬空。

(3)病人体位。

(4)并发症防治情况(压疮、肺炎、尿路感染、排尿困难、足下垂畸形、牵引针眼感染、牵引皮肤溃疡),冬季病人保暖情况。

3. 石膏固定　骨科领域里石膏应用很广,如骨折固定、畸形矫正、炎症时的局部制动和手术后固定等。

【交接班内容】

(1)上石膏肢体的肢端血循环情况,有无肢端皮肤发绀、发冷、肿胀、麻木、疼痛、感觉异常等情况。

(2)新上石膏后有无覆盖物、烘箱烘干,每隔 15 分钟的巡视情况。

(3)肢体术后上石膏,抬高患肢,预防肿胀、出血的情况。

(4)原发病或并发症的病情变化。

4. 脊柱骨折合并截瘫　脊柱骨折或脱位是一种比较严重的创伤,多见于年轻人,易并发脊髓损伤,造成截瘫。其病残率和死亡率都较高,尤其是颈椎骨折伴高位截瘫者。

【交接班内容】

(1)体温、脉搏、呼吸、血压情况,对颈椎骨折病人特别要注意呼吸情况,呼吸道分泌物增多时,要随时准备做气管切开。

(2)卧位(睡硬板床)。

(3)预防压疮情况(翻身、更换体位)。

(4)预防坠积性肺炎情况(鼓励病人咳嗽、做深呼吸,翻身时叩击胸背部)。

(5)有无腹胀、肠麻痹、尿潴留,以及便秘、尿潴留的治疗情况。

(6)留置导尿管是否通畅,有无尿路感染表现。

(7)出入量,饮食与营养情况。

(8)肢体功能情况。

(9)特殊检查与治疗情况。

5. 断肢(指、趾)再植　肢体(或指、趾)离断损伤后,为防止残疾,恢复功能,在条件许可时,可争取施行断肢(指、趾)再植手术。

【术前交接班内容】

(1)体温、脉搏、呼吸、血压变化,有无休克表现,有无其他部位的合并伤。

(2)出血情况,营养、体质状况。

(3)术前准备情况。

【术后交接班内容】

(1)体温、脉搏、呼吸、血压情况。

(2)伤口出血、肿胀情况,再植肢体颜色是否红润,指端是否丰满,甲床毛细血管是否充盈,有无苍白、青紫现象。

(3)再植肢体位置,有无水肿。
(4)定期测定再植肢体皮肤温度情况。
(5)输液、输血量,有无反应。
(6)特殊药物使用情况,效果与不良反应,肝素剂量、用法,有无出血倾向。

(十)泌尿外科

泌尿外科疾病包括泌尿系统和男性生殖系统的疾病。主要有结核、肿瘤、结石、感染、创伤及畸形等。

1. 膀胱结石　结石形成后影响排尿,出现尿痛、尿线中断、排尿障碍,可有轻重不等的血尿与脓尿。

【术前交接班内容】
(1)疼痛部位、时间(阵发性、持续性)、性质(绞痛、灼痛、排尿后痛),排尿障碍程度及尿量、尿颜色(血尿、脓尿)。
(2)饮水量,活动情况。
(3)中草药治疗反应(呕吐、皮疹、变态反应)。
(4)尿路X线造影、摄片及膀胱镜检查结果。

【术后交接班内容】
(1)饮水量。
(2)伤口出血情况。
(3)留置导尿、造瘘管,导管引流通畅情况。
(4)尿量、颜色、pH值及尿中沉淀物(血块、糜烂组织)情况。
(5)逆行感染情况(发热、寒战、尿道口分泌物、造瘘口渗出液)。

2. 肾结核　肾结核是全身结核的一部分,以无痛性血尿及膀胱刺激症状为主要特征。

【术前交接班内容】
(1)结核症状(咳嗽、低热、盗汗、消瘦、乏力等)。
(2)膀胱刺激症状(尿频、尿急、排尿不适)。
(3)尿性质(血尿、脓尿)及肾功能情况。
(4)X线造影摄片报告,尿培养及动物接种结果。

【术后交接班内容】
(1)腹腔引流管引流情况(出血量、通畅情况)。
(2)尿性质(血尿、脓尿)、尿量。
(3)饮水量、补液量。
(4)伤口情况(出血、疼痛)。
(5)逆行感染情况(体温、白细胞计数和分类、尿常规)。

3. 前列腺肿瘤　前列腺良性及恶性肿瘤,多见于老年病人。

【术前交接班内容】
(1)呼吸、循环系统等全身情况,肾功能情况。
(2)留置导尿的尿量、性质。

(3)24 小时出入量。

【术后交接班内容】

(1)体温、脉搏、呼吸、血压变化。

(2)有无心肺并发症。

(3)膀胱尿道引流管是否通畅,引流液量及颜色,有无继发性出血。

(4)有无逆行感染,尿道口分泌物情况。

(5)导尿管拔除后有无腹胀、腹痛、尿失禁或排尿困难,大便是否通畅。

4. 肾上腺疾患的手术治疗 肾上腺是人体调节代谢与血压等重要生理功能的内分泌器官,在解剖上可分皮质与髓质两部分。肾上腺疾病需手术治疗者多为皮质与髓质的增生或肿瘤。

【术前交接班内容】

(1)精神状态(情绪抑郁、易激怒、失眠、精神紧张、精神失常)。

(2)饮食情况(低钠或无钠、高钾饮食)。

(3)全身情况,有无典型症状、体征(外貌、病态),电解质紊乱、血压变化情况。

(4)库欣综合征有无全身无力、昏厥、抽搐、瘫痪等低钾血症表现。

(5)嗜铬细胞瘤病人有无阵发性血压升高现象,警惕高血压脑病及虚脱发生。

(6)血生化及激素含量测定情况,内分泌系统功能测定情况。

(7)X 线检查报告。

【术后交接班内容】

(1)体温、脉搏、呼吸、血压。

(2)库欣综合征术后很易发生肾上腺皮质功能不足引起的肾上腺危象,应特别注意有无血压下降、脉搏快而细、精神萎靡、全身无力、嗜睡少语、血中嗜酸性粒细胞计数增加的情况,运用较大剂量糖皮质激素防治危象的效果与反应。

(3)腹胀的观察与处理。

(4)出入量,水、电解质平衡情况。

(5)有无肺部并发症(肺不张、气管炎、肺炎),有无呼吸困难、缺氧、发绀及气管移位等。

五、外科特殊诊疗交接班

(一)经皮肝穿刺胆管造影

经皮肝穿刺胆管造影(PTC)是一种创伤性胆管造影诊疗技术,可清晰地显示肝内各级胆管分支情况和肝内结石、肿瘤等,形态、大小、数量、位置及胆管病理形态的改变。

【术前交接班内容】

(1)出、凝血时间及凝血酶原时间测定。

(2)抗生素与维生素 K_1 应用情况。

(3)碘过敏试验结果。

(4)术前禁食情况。

(5)心理状况，有无必要给予镇静药。

【术后交接班内容】

(1)引流管是否通畅，引流液量、色、性质。

(2)导管内有无血块，导管固定情况。

(3)体温、脉搏、呼吸、血压变化。

(4)电解质平衡情况。

(5)有无黄疸，黄疸指数变化。

(6)有无内出血、胆道感染、胆汁性腹膜炎、气胸等并发症。

(二)选择性腹部内脏动脉造影

本法可显示腹部内脏器官的血供情况，对腹部内脏器官尤其对肝、胰等实质脏器的疾病具有较高的诊断价值。

【术前交接班内容】

(1)检查前饮食控制情况。

(2)清洁灌肠情况。

(3)碘过敏试验结果。

(4)出血、凝血时间测定结果。

(5)皮肤(腹股沟)准备情况。

(6)各种造影剂与肾上腺素准备情况。

(7)消毒用品及导管准备情况。

(8)精神状况。

【术后交接班内容】

(1)血压、脉搏变化。

(2)穿刺部位有无出血，沙袋局部压迫情况。

(3)术后补液和使用抗生素情况。

(4)有无血管炎表现(发热、穿刺部位疼痛、压痛)。

(5)有无血栓表现(下肢肿胀、发绀、疼痛、皮肤苍白、足背动脉搏动减弱或消失)。

(三)腹腔纤维镜检查

通过腹腔镜既可窥察全腹腔脏器，以利于明确诊断，亦可行活组织检查和一些小手术。

【术前交接班内容】

(1)出血时间、凝血时间、血小板计数、凝血酶原时间检查结果。

(2)腹部皮肤准备情况。

(3)饮食控制情况，术前排空膀胱。

(4)阻塞性黄疸病人肌内注射维生素 K_1 和维生素 K_3 情况。

(5)术前肌内注射苯巴比妥钠(鲁米那)或地西泮(安定)情况。

(6)器械准备情况。

【术后交接班内容】

(1)术后24小时的体位情况。

(2)脉搏、血压变化,白细胞计数与分类检查情况。

(3)抗生素应用情况。

(4)有无腹膜炎等并发症。

(四)甲状腺淋巴管造影

根据造影剂在甲状腺淋巴管和淋巴结的散布情况,了解甲状腺及其病灶的形态、大小,对诊断甲状腺疾病有一定帮助。

【术前交接班内容】

(1)碘过敏试验结果。

(2)术前1~2日做体位锻炼(两肩部垫高,头部下垂与背相平)的效果。

(3)消毒用品及造影剂准备情况。

【术后交接班内容】

(1)注意病人呼吸情况,防止气管压迫。

(2)体温、脉搏变化。

(3)局部有无肿胀,有无头晕、恶心、出汗。

(五)基础代谢率测定

基础代谢率(BMR)是指人体在清醒、空腹、安静和常温情况下的热能消耗率,基础代谢率测定有助于了解甲状腺的功能状态。临床上可根据下列公式计算:

Read公式

BMR=0.75×脉率+0.74×脉压-72

Gale氏公式

BMR=脉率+脉压差-111

亦可用仪器测定,根据测定结果,判断甲状腺的功能情况。轻度甲亢+15%~+30%,中度甲亢+30%~+60%,重度甲亢+60%以上。轻度甲减,-15%~-30%,中度甲减-30%~-60%,重度甲减-60%以下。

【交接班内容】

(1)测定前数日停服影响甲状腺功能的药物,如甲状腺、抗甲状腺药和镇静药等。

(2)测定前晚餐少进食,晚上10时以后禁食。

(3)睡眠情况。

(4)次日晨不宜洗脸、刷牙及有其他活动,空腹。

(5)检查前1小时护送准备情况。

六、妇产科疾病交接班

(一)生理产科

1. 第一产程　指从间隔10分钟左右的规律宫缩开始到宫口开全(初产妇12～16小时,经产妇6～8小时)。

【交接班内容】

(1)胎次、产次、妊娠周数、产前检查异常记录(出血史、并发症、胎位不正等)。

(2)体温、血压。

(3)规律宫缩开始、持续、间隔时间及强度。

(4)胎方位,胎心频率、节律及强弱。

(5)肛检情况(宫颈扩张程度、厚薄、软硬,颈管是否消失,先露下降程度),是否破水(破水时间、羊水量、羊水性质和颜色)。

(6)饮食、休息及精神状态。

(7)排尿、排便情况。

2. 第二、三产程　前者指宫口开全到胎儿娩出,后者指胎儿娩出到胎盘排出(正常第二产程不超过2小时,第三产程不超过30分钟)。

【交接班内容】

(1)胎心频率、强弱。

(2)宫口开全时间,先露下降程度。

(3)破水时间及方式,羊水量及性质。

(4)宫缩持续及间隔时间、强度。

(5)分娩时间、方式(自然产、产钳、头吸、臀位牵引等)。

(6)胎盘娩出方式(自然、人工),是否完整,有无其他异常情况。

(7)会阴破裂程度及缝合情况。

(8)产时、产后1小时内出血量。

(9)宫缩情况,应用宫缩剂药名、剂量、时间、用法。

(10)产后血压,膀胱排空情况。

(11)阴道纱布填塞的数量、取出时间,有无血肿及污染情况等。

3. 产后护理(产后住院期间)

【交接班内容】

(1)产后天数、分娩方式。

(2)子宫复旧情况(宫底高度)。

(3)恶露量及性质(多、中、少,血性、浆液性、白色),有无臭味、羊膜异物。

(4)会阴伤口情况(肿胀、浸润块、愈合)。

(5)体温、血压情况。

(6)排尿、排便情况。

(7)饮食、休息、出汗情况。

(8)乳房是否肿胀,乳头有无破裂,乳腺有无发炎,乳汁分泌情况。

(二)病理产科

1. 妊娠水肿(轻度妊娠高血压综合征) 指卧床休息后水肿不消退或妊娠晚期体重增加每周超过 500 克(隐形水肿)而无高血压及蛋白尿者。

【交接班内容】

(1)妊娠周数、水肿出现时间、程度(水肿局限在小腿以下为+,水肿局限在大腿以下为++,水肿累及腹壁、外阴为+++,全身性水肿或伴腹水为++++)。

(2)血、尿化验结果。

(3)每周体重变化情况。

(4)胎心频率及强弱。

2. 妊娠高血压(轻度妊娠高血压综合征) 孕妇无高血压史,妊娠 24 周血压高于 130/90 毫米汞柱或超过基础血压 30/15 毫米汞柱,无水肿或蛋白尿,即为妊娠高血压。

【交接班内容】

(1)妊娠周数、基础血压、高血压出现时间、入院时血压。

(2)有无慢性肾炎及高血压病史。

(3)有无失眠、头痛、胸闷、呕吐等症状。

(4)胎心频率及强弱。

(5)血、尿化验结果(红细胞压积、尿蛋白)。

3. 中度妊娠高血压综合征 随着疾病的发展,出现水肿、高血压、蛋白尿三者中的任何两种或两种以上者,即属中度妊娠高血压综合征。

【交接班内容】

(1)妊娠周数、血压、体重变化。

(2)血、尿化验结果。

(3)出入量。

(4)有无头痛、眼花、失眠、胸闷、恶心、呕吐等症状。

(5)胎心频率及强弱,产兆开始时间(正规宫缩及阴道分泌物)。

4. 先兆子痫(重度妊娠高血压综合征) 在中度妊娠高血压综合征的基础上,出现头痛、眼花、视物模糊(甚至失明)、胸闷、呕吐等症状时,即属先兆子痫。血压往往突然升高,可达 160/100 毫米汞柱,水肿更加严重,尿蛋白骤然增加。

【交接班内容】

(1)胎次、产次、妊娠周数。

(2)体温、脉搏、血压变化。

(3)胎心频率、强弱,宫缩开始时间,间隔及持续时间,宫口扩张程度及先露下降情况。

(4)水肿程度。

(5)血、尿化验(血细胞压积,血二氧化碳结合力、非蛋白氮、钾、氯、钠,尿蛋白等)结果,眼底变化。

(6)有无剧烈头痛、眼花、胸闷、恶心等症状。

(7)硫酸镁的用法，使用时间、剂量，有无中毒症状(观察膝反射、每分钟呼吸次数、24 小时尿量情况)。

(8)急救用品准备情况(压舌板、开口器、吸引器、氧气、药品等)。

5. 子痫(重度妊娠高血压综合征)　在先兆子痫的基础上突然发生抽搐及昏迷。

【交接班内容】

(1)胎次、产次、妊娠周数。

(2)抽搐发生时间(产前、产时、产后)、发作次数、持续及间隔时间、程度，神志状况。

(3)体温、脉搏、呼吸、血压变化。

(4)胎心频率、强弱，宫缩开始时间、持续及间隔时间、强度，宫口扩大程度，先露下降情况。

(5)留置导尿管是否通畅，出入量。

(6)血、尿化验(红细胞压积、二氧化碳结合力、出血和凝血时间、凝血酶原时间、血浆鱼精蛋白副凝固试验，尿蛋白)结果。

(7)眼底检查结果(痉挛、出血、硬化)。

(8)吸氧时间、效果，吸痰次数，吸出物量、性质。

(9)镇静、解痉、降血压及脱水等药物的使用情况(时间、剂量、用法、疗效、反应)，氯丙嗪(冬眠灵)、催产素的使用情况(时间、剂量、滴速、效果)，使用硫酸镁后有无中毒症状。

6. 前置胎盘　胎盘附着于正常位置的下面，按胎盘附着部位与子宫颈内口的关系，可分中央性(完全性)、部分性、低置性三种类型。

【交接班内容】

(1)胎次、产次、妊娠周数。

(2)阴道流血特点(无痛性、反复流血)、时间、量。

(3)腹部检查情况(子宫软硬，有无宫缩，胎心和胎位，先露下降程度)。

(4)有无贫血及休克症状，输血、输液情况。

(5)血、尿化验结果。

7. 胎盘早期剥离　妊娠 28 周以后，正常位置的胎盘于胎儿娩出之前，部分或全部自子宫壁剥离。

【交接班内容】

(1)胎次、产次、妊娠周数。

(2)腹痛(持续性或剧烈疼痛)、腹胀、面色苍白、脉搏加快，血压下降。

(3)有无内出血表现(恶心、呕吐、出汗、面色苍白、脉搏加快，血压下降)。

(4)腹部检查情况(子宫底高度、硬度，胎心、胎位，触痛、宫缩等)。

(5)输液、输血、急救药品、氧气准备情况。

(6)血、尿化验结果。

8. 产后出血　指胎儿娩出后 24 小时内，阴道出血量达 400 毫升以上者。

【交接班内容】

(1)出血时间、量、性质(鲜红、暗红、持续性、阵发性、伴血块)，出血原因(子宫收缩乏力、胎盘滞留、产道裂伤、凝血功能障碍等)。

(2)有无头晕、胸闷、出冷汗、打哈欠、恶心、呕吐、呼吸急促、情绪不安等情况。

(3)有无隐性出血征象(宫底升高,子宫体积增大,按压宫底或增加腹压有大量血液涌出)。

(4)有无休克症状(四肢厥冷、面色苍白、表情淡漠、血压下降、脉搏细弱)。

(5)输血、输液的量、时间。

(6)排尿情况。

9. 早产 妊娠在28～37周之间终止(分娩)者,称为早产。

【交接班内容】

(1)胎次、产次、妊娠周数。

(2)胎心、胎位、产兆(宫缩、见红、破膜)情况,羊水量、性质,宫口扩张程度,先露情况。

(3)有无妊娠并发症(糖尿病、慢性肾炎、慢性高血压、妊娠高血压综合征等)。

(4)保胎措施、用药情况。

10. 过期妊娠 妊娠时间超过预产期2周以上者,为过期妊娠。

【交接班内容】

(1)胎次、产次、妊娠周数。

(2)胎心、胎位、胎动、先露情况。

(3)雌激素使用时间、剂量、效果。

(4)催产素引产滴注时间、剂量、滴速、效果。

(5)催产素激惹试验(OCT)和人绒毛膜促性腺激素(HCG)、雌三醇(E_3)测定结果,羊水最高平段(A型超声波检查)。

(6)剖宫产的术前准备情况。

11. 死胎 胎儿在宫腔内死亡,称为死胎。

【交接班内容】

(1)胎次、产次、妊娠周数。

(2)胎心、胎动消失时间,宫低高度,腹围大小。

(3)全身反应情况(疲倦、乏力、低热、口臭、食欲减退等)。

(4)雌激素、催产素、雷夫奴尔药物引产的用药时间、剂量、效果,患者的体温、脉搏、呼吸、血压、反应。

(5)产时、产后出血量,产后出血时间,应用缩宫素药情况。

(6)血、尿化验结果。

12. 羊水过多 羊水量超过2000毫升,称为羊水过多,主要发生于妊娠的第28～40周,常见于胎儿畸形、双胎及孕妇患糖尿病等情况。

【交接班内容】

(1)妊娠周数、腹围大小。

(2)腹部胀痛、呼吸困难、唇颊发绀、心悸、不能平卧等表现出现的时间。

(3)压迫症状(会阴部、下肢水肿程度,静脉曲张情况)。

(4)有无胎位异常(羊水过多胎儿浮动所致)、早产(子宫内压过高引起)、破水后脐带脱垂、胎盘早剥等异常情况。

(5)有无休克症状(观察面色、血压、脉搏、出汗等变化)。

(6)B型超声波检查结果,羊水平段数值。

13. 羊水过少　羊水量少于300毫升或胎儿皮肤与羊膜紧贴,其间几无空隙存在,称为羊水过少。

【交接班内容】

(1)妊娠周数、腹围大小。

(2)胎心频率、胎动变化。

(3)B型超声波检查结果,羊水平段数值。

(4)破水后羊水量及性质。

14. 高危妊娠　伴有对母亲、胎儿、新生儿都有较高危险因素的妊娠,称为高危妊娠。

【交接班内容】

(1)造成高危妊娠的因素。

(2)停经日期、胎龄。

(3)孕妇体重、子宫底高度、腹围变化,羊水量、胎儿体重的估计。

(4)有无胎心率过快、过慢或不规则、胎心音减轻等胎盘功能减退的表现。

(5)胎动强度、次数(正常胎动每小时3～5次,如果每小时胎动少于3次,要考虑胎儿有缺氧的可能;如果胎动数逐日下降,甚至下降到12小时10次以下,或完全消失时,则提示胎儿在宫内缺氧窒息已很严重,临近死亡)。

(6)血雌三醇测定数值、人绒毛膜促性腺激素测定结果。

(7)情绪、精神、营养、休息等情况。

15. 胎儿窘迫　胎儿窘迫为宫内缺氧所引起。缺氧时间越长,对胎儿越不利,可造成胎儿或新生儿死亡。即使幸存,也可能留下神经系统的后遗症。胎儿窘迫多发生于临产后,偶见于妊娠晚期。

【交接班内容】

(1)胎心变化(频率快慢、心音强弱)。

(2)胎动变化(减少或增加)。

(3)羊水情况(量、性质、颜色)。

(4)肛查或阴检情况(有无脐带脱垂,先露下降情况)。

(5)吸氧情况(时间、流量、效果),抢救药物使用情况(名称、时间、剂量、效果)。

(三)妊娠并发症

1. 妊娠并发贫血　妊娠期血红蛋白在100克/升以下,红细胞数在3.5×10^{12}/升以下的,为妊娠并发贫血。

【交接班内容】

(1)胎次、产次、妊娠周数。

(2)胎心、胎动、胎位情况。

(3)有无乏力、头晕、眼花、耳鸣等症状。

(4)全身情况(皮肤黏膜、口唇、指甲床的颜色等)。

(5)血化验结果,备血情况。

2. 妊娠合并心脏病 妊娠期心脏负荷加重可诱发或加重心脏疾病。

【交接班内容】

(1)胎次、产次、妊娠周数。

(2)体温、脉搏、呼吸、休息及饮食情况。

(3)有无心力衰竭征象(轻微活动后胸闷、气急、心悸,休息状态心率超过100次/分钟,呼吸超过20次/分钟,夜间因胸闷、气急而坐起呼吸,肺底部持续听到少量湿啰音)。

(4)吸氧时间及改善情况,出入量的记录情况。

(5)产科情况(胎位、胎心、胎动、宫缩、宫口扩张程度、先露下降情况等)。

(6)有无洋地黄类药物中毒反应(食欲减退、恶心、呕吐、腹泻、头痛、头晕、心率减慢、心律失常等)。

(7)心电图检查结果。

3. 妊娠合并传染性肝炎 妊娠期肝脏负担加重,容易感染病毒性肝炎,且肝脏的病变容易加重。病毒性肝炎对孕妇和胎儿都有不利影响,可加重妊娠反应、诱发妊娠高血压综合征、导致产后出血。另外,还可造成胎儿畸变、流产、早产、死胎等。

【交接班内容】

(1)胎次、产次、妊娠周数。

(2)有无食欲减退、乏力、上腹饱胀、肝区疼痛、恶心、呕吐、畏寒、皮肤发痒等表现。

(3)黄疸出现时间,巩膜、皮肤、黏膜黄染程度,尿色。

(4)隔离消毒措施。

(5)胎心、胎位、宫缩、阴道出血情况。

(6)宫缩药、凝血药物的使用情况(量、时间、用法),备血情况。

(7)血、尿化验结果。

4. 妊娠合并肺结核 一般认为,妊娠合并肺结核在适当的治疗下,与非孕妇无很大差别。

【交接班内容】

(1)体温、脉搏、呼吸情况,体重变化。

(2)有无低热、全身不适、乏力、消瘦、盗汗、食欲减退等表现。

(3)呼吸道症状(咳嗽、咳痰、咯血、胸痛)。

(4)痰液检查结果,血沉。

(5)X线胸部检查结果。

(6)精神、休息、营养情况。

(7)药物治疗情况(药名、剂量、方法、反应、效果)。

5. 妊娠合并肾盂肾炎 肾盂肾炎是妊娠期常见的并发症,临床上有急性肾盂肾炎及慢性肾盂肾炎急性发作这两种类型。在妊娠早期可引起流产,在后期可引起早产,还可诱发妊娠高血压综合征。

【交接班内容】

(1)妊娠周数,胎儿发育与胎心变化情况。

(2)膀胱刺激症状(尿频、尿急、尿痛、排尿困难及排尿时有烧灼感)。

(3)有无头痛、恶心、呕吐、寒战、发热情况。

(4)体温、血压及肾区叩击痛情况。

(5)血、尿化验结果。

6. 妊娠合并糖尿病 自从应用胰岛素以来,孕妇患糖尿病,其严重并发症和母婴死亡率已大大下降。但糖尿病临床过程比较复杂,正确处理患糖尿病的孕妇,仍是产科中的一个重要课题,应加以充分的重视。

【交接班内容】

(1)妊娠周数、腹围、宫底高度、胎心和胎动的情况。

(2)病史情况(家属史、巨大儿史、死胎和死产史)。

(3)尿糖、空腹血糖测定数值。

(4)“三多一少”症状(多饮、多食、多尿、体重减少)的程度,出入量情况。

(5)有无皮肤感染症状。

(6)胰岛素治疗病人早、中、晚饭前半小时及睡前 30 分钟尿糖测定情况(蓝色为－,绿色为＋,黄绿色为＋＋,土绿色为＋＋＋、红棕色为＋＋＋＋),每日胰岛素注射剂量。

7. 妊娠合并盆腔肿瘤 妊娠合并盆腔肿瘤主要有子宫肌瘤和卵巢囊肿。子宫肌瘤除可增加流产和早产的机会外,还可造成胎盘位置异常、胎儿位置异常,以及胎盘粘连、产后出血。卵巢囊肿主要有囊性畸胎瘤(皮样囊肿)、浆液性及黏液性囊腺瘤、黄体囊肿等。卵巢囊肿于妊娠早期可引起流产,在临产期可因梗阻产道而引起难产。

【交接班内容】

(1)有无压迫症状(排尿、排便习惯改变,痔疮形成)。

(2)腹痛部位、性质(突然发作、持续疼痛)。

(3)体温、血压、食欲、睡眠、情绪。

(4)妊娠周数、腹围、宫底高度、胎动、胎心。

(5)血、尿化验结果。

(四)新生儿护理

正常及异常新生儿均应交接床号、姓名、性别、出生时间、娩出方式、出生评分、体重、宫内窘迫史、胎龄等项目,以下不再重复。

1. 正常新生儿 妊娠 37～42 周之间娩出,体重超过 2500 克的胎儿,称足月新生儿,胎儿出生后的 28 日为新生儿期,是新生儿适应周围环境的过渡时期。

【交接班内容】

(1)体位、体温。

(2)哭声情况(单调、婉转、响亮、呻吟、尖叫等)。

(3)大小便次数、性质(正常胎便呈棕褐色或黑绿色,有黏液。哺乳后渐渐变为黄色,呈糊状,每日 3～5 次。小便色淡黄、清亮,每日 10 余次。若大便呈黄色,次数增多,粪与水分开,提示消化不良;腹部胀气,大便多泡沫,酸味重,提示食入糖过多;大便呈硬结块粪,臭味重,提示蛋白质过多;大便色绿,量少,次数多,提示进食不足;大便次数多,溏薄或水样或带黏液,有脓性粪腥臭,提示肠道感染)。

(4)喂养情况(母乳喂养、人工喂养、混合喂养),吮乳强弱,有无回乳。

(5)黄疸出现时间、程度。

(6)脐部情况(干燥、潮湿、渗血、感染)。

2. 未成熟儿 妊娠28～37周内出生,体重在1000～2500克之间,身体各器官尚未成熟的新生儿为未成熟儿;妊娠38～42周出生,体重在2500克以下的新生儿为足月小样儿。

【交接班内容】

(1)体温、呼吸、心率变化。

(2)卧位,体位变换时间。

(3)喂养情况(开奶时间,滴喂、鼻饲,吮乳力强弱,回奶情况,喂奶量)。

(4)哭声(尖叫啼哭、轻微哭声)。

(5)全身情况(呼吸困难、发绀苍白、反应低下、皮肤硬肿等)。

(6)保温情况(热水袋、瓶,保温箱温度、湿度)。

(7)止血及预防感染措施,有无并发症。

3. 手术产儿 经上产钳、头吸、剖宫术等手术方法娩出的新生儿为手术产儿。

【交接班内容】

(1)有无产伤及畸形。

(2)体温、呼吸、心率。

(3)皮肤、哭声、反应及吃奶情况。

(4)全身情况(瞳孔对光反应、眼球震颤、口角歪斜、囟门饱满情况),呕吐时间、次数、量及性质(胎粪、胆汁、泡沫样物,咖啡色或血性)。

(5)止血药及预防感染措施。

(五)新生儿疾病

1. 新生儿窒息 胎儿娩出后仅有心跳,无呼吸或呼吸活动不完善,称为新生儿窒息。新生儿窒息是一种危急情况,必须积极抢救。

【交接班内容】

(1)出生方式、胎龄。

(2)窒息抢救过程,连续Apgar评分情况。

(3)反应、面色、呕吐情况,保暖情况。

(4)体温、呼吸、心率变化。

(5)止血药、抗生素、能量等药物的应用情况(剂量、时间、方法)。

(6)有无颅内出血、肺炎等并发症。

新生儿颅内出血,新生儿肺炎,新生儿硬肿症,新生儿败血症,新生儿病理性黄疸,以上均参照儿科新生儿部分。

2. 新生儿呼吸窘迫综合征(肺透明膜病) 目前认为,肺泡表面活性物质的缺乏,可造成肺泡萎缩,引起缺氧。肺血管可因缺氧而收缩,造成肺低灌流状态。临床表现呼吸极度困难,血氧含量下降,并有酸中毒。

【交接班内容】

(1)胎龄、娩出方式、宫内窘迫史、出生时 Apgar 评分。

(2)呼吸困难出现时间、特点(呼吸延长、呻吟、发绀、三凹征)。

(3)吸氧时间及效果。

(4)早期心力衰竭症状(心率、呼吸改变,肝大,水肿)。

(5)胸透结果。

3. 新生儿出血症　新生儿由于肝脏功能不健全及肠道内缺乏正常的细菌群,肠道维生素 K 合成不足,可造成凝血物质缺乏,发生自发性出血,多见于出生后 1 周之内。出血部位以肠道为常见,其次为脐部、皮肤、口腔等。出血的特点是少量缓慢持续性渗血。

【交接班内容】

(1)出血时间、部位、性质、量。

(2)面色、体温、呼吸、心率变化。

(3)止血药使用及/或输血情况(时间、内容、量)。

(4)血化验结果。

4. 新生儿头颅血肿　新生儿通过产道时,若头颅骨过度受压,可发生骨膜下出血。

【交接班内容】

(1)血肿部位、范围、特点(波动感、饱满感)、出现及消失时间。

(2)止血药使用情况(剂量、时间、用法)。

(3)应用抗生素预防感染情况。

(4)局部冰敷情况。

5. 新生儿腹泻　由消化不良及肠道内、外感染引起。

【交接班内容】

(1)腹胀、腹泻(大便次数、性质、量)情况。

(2)失水情况(眼眶凹陷、前囟凹陷、皮肤弹性差、尿少,视为中毒失水;如有皮肤花纹、肢端发冷、皮肤发绀、面色苍灰,则为重度失水)。

(3)喂养情况(人工、母乳、混合)。

(4)哭声、反应、食欲情况,有无发热。

(六)妇科常见疾病

1. 妊娠剧吐　妊娠早期反复呕吐,甚至不能进食、进水,发生脱水、酸中毒,为妊娠剧吐。

【交接班内容】

(1)停经日期,呕吐开始时间、次数,呕吐物内容、性质、气味。

(2)体温、脉搏、呼吸、血压变化。

(3)脱水程度(眼窝凹陷、口渴舌干、皮肤弹性消失等)。

(4)出入量,进食次数及量,小便颜色、量、比重。

(5)血、尿化验结果(尿酮体,血二氧化碳结合力,血钾、钠、氯等)。

(6)酸中毒和水、电解质紊乱情况,补液情况(时间、量、内容及效果)。

(7)情绪及休息情况。

2. 流产 妊娠28周以前终止者称流产。妊娠12周内发生者称早期流产，12～28周内发生者称晚期流产。

【先兆流产、习惯性流产交接班内容】

(1)停经日期。

(2)阴道出血时间、量及颜色(保留纸垫观察)。

(3)腰酸，下腹坠胀情况。

(4)小便妊娠试验结果。

(5)情绪、休息情况。

【难免流产、不全流产交接班内容】

(1)体温、脉搏、呼吸、血压情况。

(2)阴道出血时间、量、颜色，胚胎组织物是否送病检。

(3)有无休克症状(面色苍白、脉搏细弱、四肢厥冷、出冷汗等)。

(4)刮宫术经过情况，术后宫缩药应用时间、剂量。

【感染性流产交接班内容】

(1)体温、脉搏、呼吸、血压情况。

(2)阴道分泌物性质(血性、脓性、黏液性)及气味。

(3)腹痛性质、部位。

(4)有无自行堕胎史(如塞药)。

(5)有无中毒性休克症状(脉搏细弱、血压下降、出冷汗、烦躁不安、四肢厥冷、少尿等)。

(6)抗生素应用情况(种类、剂量、用法)。

(7)血、尿化验结果。

3. 良性葡萄胎 由于滋养层细胞增生和绒毛间质水肿，使绒毛变成大小不等的水泡，相互间由细蒂相连，形如成串的葡萄，故名葡萄胎。

【交接班内容】

(1)阴道流血量及排出物。

(2)停经日期与子宫大小。

(3)妊娠反应情况，妊娠高血压综合征表现(水肿、高血压、蛋白尿)。

(4)反复出血者有无贫血及休克表现。

(5)刮宫者手术经过及术后情况。

(6)血、尿检查结果(尿妊娠稀释试验，血人绒毛膜促性腺激素定量)。

4. 恶性葡萄胎、绒毛膜上皮癌 恶性葡萄胎指葡萄胎的水泡样组织已超过子宫正常范围，侵入子宫肌层深部，或已发生其他部位的转移。绒癌是一种绒毛上皮细胞高度增生、极度恶变的肿瘤。肿瘤侵入母体血管，破坏周围组织，可造成局部或全身性转移。

【交接班内容】

(1)阴道出血的量、性质(不规则出血或流血不止)。

(2)子宫复旧情况(增大或正常)。

(3)血、尿(尿妊娠稀释试验持续阳性或阴性后又转阳性)化验及肿瘤病理检查结果。

(4)转移病灶情况(注意阴道、膀胱、腹部、胃肠道、肺部、肾脏、脑部的症状与体征)。

(5)化疗及其他治疗情况(药名、剂量、用法、时间),化疗反应(恶心、呕吐、食欲减退、口腔黏膜溃疡、血常规变化、脱发等)。

5. 异位妊娠　孕卵在子宫腔外着床发育,称为异位妊娠,又称宫外孕。可分输卵管妊娠、腹腔妊娠、卵巢妊娠三种。

【交接班内容】

(1)腹痛部位、性质(突然剧痛、持续性、阵发性)。

(2)有无内出血症状(面色苍白、脉搏细弱、血压下降、出冷汗等)。

(3)有无阴道不规则出血,出血量、性质(是否含有蜕膜、管型)。

(4)体温、脉搏、呼吸、血压变化。

(5)输液、输血情况(时间、量、效果)。

(6)血、尿化验结果。

6. 功能性子宫出血　子宫在没有其他器质性病变的情况下,由于性腺激素分泌失调而引起的子宫异常性出血,称为功能性子宫出血,简称宫血。可分排卵性和无排卵性功能性出血两种。

【交接班内容】

(1)体温、脉搏、血压情况。

(2)子宫出血特点(时多时少,不规则或大出血)。

(3)月经变化(周期紊乱、经期延长、经血量多)。

(4)贫血症状(颜面、口唇苍白,头晕、心慌等)。

(5)刮宫及/或药物(激素、止血药、抗生素)、治疗情况(应用时间、剂量、用法)。

(6)血化验结果。

7. 急性、慢性盆腔炎

女性内生殖器及周围组织(包括子宫内膜、子宫肌层、输卵管、卵巢、盆腔结缔组织、盆腔腹膜等)发生炎症时,称为盆腔炎,可分急性和慢性两种。

【交接班内容】

(1)发热情况(急性炎症主要为寒战、高热,慢性炎症主要为低热)。

(2)下腹疼痛情况(急性炎症主要为下腹剧痛、腹胀,并向两侧大腿放射;慢性炎症主要为腰骶部酸痛、下腹坠胀不适)。

(3)阴道分泌物性质、量及气味。

(4)炎症刺激症状(尿频、排尿困难、大便次数增多)。

(5)月经变化(月经周期紊乱、经期延长、经量增多)。

(6)体位、饮食、休息情况。

(7)血、尿化验结果。

8. 生殖器结核　是一种结核杆菌侵入生殖器后引起的慢性炎症性疾病。输卵管结核最为常见,其次为子宫内膜结核,卵巢、子宫颈、阴道及外阴结核较少见。

【交接班内容】

(1)不孕史。

(2)月经失调情况(发病初期月经过多、经期延长或不规则出血,晚期月经稀少或闭经)。

(3)下腹疼痛情况(隐痛、坠痛、胀痛)。

(4)全身症状(低热、盗汗、疲倦、食欲缺乏等)。

(5)抗结核药使用情况(剂量、用法、时间)。

9. 子宫脱垂 子宫从正常位置沿阴道下降于子宫颈外口达坐骨棘水平以下,甚至脱出于阴道口外,称为子宫脱垂。

【交接班内容】

(1)阴道坠胀、腰骶部疼痛不适情况,块状物向阴道脱出时间。

(2)宫颈炎症情况(糜烂、溃疡,分泌物量、性质、气味等)。

(3)压迫症状(排尿困难、尿潴留、张力性尿失禁、便秘、排便困难)。

10. 外阴血肿 大多数发生在外伤或分娩时。

【交接班内容】

(1)血肿发生的时间、部位、深度、范围。

(2)局部疼痛、肿胀、肛门坠胀、行走困难情况。

(3)全身情况(贫血、发热、休克等)。

(4)治疗情况(冷敷、压迫止血、切开引流、纱布填塞等)。

11. 卵巢肿瘤 卵巢组织比较复杂,可发生各种不同性质和形态的肿瘤,如囊性或实质性的,良性或恶性的,单侧或双侧的,亦可有其他器官转移而来的肿瘤。

【交接班内容】

(1)腹部肿块部位、大小、活动度。

(2)肿块压迫症状(尿频或排尿困难,气促、胃纳差、静脉曲张、下肢水肿等)。

(3)腹痛情况(囊肿蒂扭转、破裂或继发感染可发生腹痛)。

(4)有无恶病质表现(腹水、消瘦、水肿等)。

12. 子宫肌瘤 主要由不成熟的子宫平滑肌细胞增生而形成,含少量的纤维组织,故又称肌纤维瘤。是女性生殖器中最常见的一种良性肿瘤。

【交接班内容】

(1)月经变化(经量增多、经期延长、周期缩短,不规则出血或月经点滴不尽,痛经)。

(2)压迫症状(便秘、尿频或尿潴留)。

(3)白带量及性质(血性或脓性)、气味。

(4)疼痛部位、性质。

(5)全身情况(贫血、乏力、食欲缺乏、失眠等)。

13. 恶性肿瘤化疗 抗癌化疗药物不仅对肿瘤细胞具有杀伤作用,对骨髓细胞、消化道黏膜细胞、生殖细胞、毛囊细胞、皮肤上皮细胞等也具有一定的损害作用。

【交接班内容】

(1)情绪、食欲、睡眠情况。

(2)消化道反应(恶心、呕吐、口腔溃疡、腹痛、腹泻)及其他反应(皮炎、脱发、血常规改变等)。

(3)转移病灶症状(阴道转移结节、咯血、瘫痪、黄疸、腹水等)。

(4)阴道出血及内出血情况,出血量及性质(恶性葡萄胎及绒癌易穿孔出血)。

(5)用药情况(剂量、用法、时间)。

14. 下腹部手术

【术前交接班内容】

(1)手术时间、名称、部位、麻醉种类。

(2)青霉素、链霉素、普鲁卡因皮试结果,皮肤准备情况。

(3)情绪及睡眠情况。

(4)体温、脉搏、呼吸、血压。

(5)义齿、发结及贵重物品的保存情况。

(6)术前灌肠次数、时间、量及效果。

(7)术前用药名称、剂量、用法、时间。

(8)子宫全切者宫颈阴道冲洗、搽甲紫及填塞纱布情况,留置导尿情况,血型检验、配血、备血情况。

(9)剖宫产者胎心、胎位情况,宫口开大及先露下降程度,是否破水。

【术后交接班内容】

(1)术中情况,麻醉种类。

(2)术中输液、输血量,用药情况。

(3)体温、呼吸、血压、脉搏变化。

(4)留置导尿是否通畅,尿色、尿量。

(5)肠蠕动恢复及肛门排气情况。

(6)卧位、饮食、休息情况。

(7)伤口有无渗血,引流管是否通畅。

(8)剖宫产者宫缩、恶露情况。

15. 阴道手术

【术前交接班内容】

(1)体温、脉搏、血压。

(2)手术时间、名称,麻醉种类,皮肤准备情况。

(3)灌肠时间、量及效果,阴道冲洗及坐浴情况。

(4)青霉素、链霉素、普鲁卡因皮试结果。

(5)饮食、休息情况,术前用药药名、时间、剂量、用法。

(6)血、尿化验结果。

【术后交接班内容】

(1)手术经过,麻醉种类,术中用药情况。

(2)卧位、饮食、休息情况。

(3)外阴伤口情况(渗血、感染、干燥、清洁)。

(4)留置导尿是否通畅,尿色、量,有无漏尿,拔管后排尿情况。

(5)阴道分泌物性质、量、气味。

(6)术中阴道纱布填塞者的纱布取放时间及数量,局部有无渗血。

(7)体温、脉搏、血压变化。

16. 腹腔镜检查 用于腹腔检查、诊断和施行电凝、小肿瘤摘除等手术。

【交接班内容】

(1)体温、脉搏、呼吸、血压变化。

(2)腹痛部位、性质。

(3)有无感染征象(寒战、发热、腹痛、血常规改变)。

(4)阴道流血量及性质。

(5)排尿、排便情况。

(七)计划生育

1. 人工流产术后出血 多因吸宫不全、部分胎盘或绒毛组织残留宫腔,致使子宫收缩不佳,引起持续性阴道流血或大出血。

【交接班内容】

(1)病史、手术日期、流血次数、流血量和性质。

(2)体温、脉搏、血压、情绪等情况。

(3)全身情况(贫血、休克、发热、血常规)。

(4)治疗经过(刮宫、钳刮),用药情况,病检结果。

2. 人工流产术后感染 主要为子宫内膜炎,其次为子宫肌炎、输卵管炎等。

【交接班内容】

(1)病史、手术日期及手术经过,术前有无感染。

(2)体温、脉搏情况,腹痛部位及性质。

(3)阴道分泌物性质(血性、脓性)及气味。

(4)用药情况(抗生素种类、剂量、用法、时间)。

(5)血、尿化验结果。

3. 子宫穿孔 子宫穿孔在女性生殖道器械损伤中最为常见。

【交接班内容】

(1)穿孔原因(探针、吸头、宫颈扩张器)及时间。

(2)体温、脉搏、血压情况。

(3)宫腔内容物(净、未净)。

(4)阴道流血量、颜色。

(5)腹痛性质、部位,有无移动性浊音及腹膜刺激征。

(6)用药情况(宫缩药、抗生素)。

(7)饮食、情绪。

4. 中期妊娠引产 妊娠12周以上、24周以下终止妊娠,方法有水囊引产、雷夫奴尔羊膜腔注射引产及天花粉引产等。

【交接班内容】

(1)停经日期,孕、产史,全身情况。

(2)引产方法、时间,用药剂量,术中情况,天花粉引产者皮试及探量结束。

(3)体温、脉搏、呼吸、血压情况,有无不良反应(天花粉注射后可有发热、关节酸痛、注射局部疼痛、皮疹等不良反应),不良反应处理情况。

(4)胎动消失、宫缩开始、破水时间,催产素静滴时间、剂量、滴速,宫缩强弱、持续及间隔时间。

(5)胎儿、胎盘排出时间,胎盘是否完整,有无清宫,阴道流血量,宫缩药应用剂量、用法、时间。

(6)术后阴道流血量,宫缩、胎膜排出情况。

(7)血、尿化验结果。

5. 输卵管结扎术 是一种永久性绝育手术,有经腹部输卵管结扎术和经阴道输卵管结扎术两种术式。

【术前交接班内容】

(1)情绪、睡眠、饮食情况。

(2)皮肤准备情况,普鲁卡因皮试结果。

(3)术前排空膀胱情况。

(4)体温、脉搏、血压情况。

【术后交接班内容】

(1)手术经过。

(2)流产或产后绝育者的阴道流血量、性质及阴道分泌物气味。

(3)术后伤口渗血及排尿情况。

6. 输卵管再通术 输卵管结扎后,因某种特殊情况需要恢复生育能力者,可施行输卵管再通术。

【术前交接班内容】

(1)手术时间、麻醉种类。

(2)体温、血压、脉搏情况,皮肤准备情况。

(3)青霉素、链霉素、普鲁卡因皮试结果及术前用药情况。

(4)术前晚上睡眠情况。

【术后交接班内容】

(1)术中情况,麻醉种类,输液量及用药情况。

(2)血压、脉搏变化,有无麻醉反应。

(3)伤口有无渗血。

(4)排尿及肛门排气情况。

(5)饮食、休息情况。

七、儿科疾病交接班

(一)新生儿疾病

胎儿娩出后的28日,为新生儿期。

1. 新生儿肺炎 新生儿肺炎多发于冬春季节,以未成熟儿更好发,以弥漫性肺部病变及不典型的临床表现为特点。临床上多半表现为口周三角发青,呼吸快而浅,口吐泡沫状黏液,发热,或体温偏低,体温不升。

【交接班内容】

(1)有无难产、羊膜早破史和呼吸道感染性疾病接触史。

(2)一般情况(精神萎靡,少哭、少吃、少动或烦躁,哭声情况)。

(3)呼吸频率、节律、幅度,口周三角发绀程度,有无口吐白沫、面色苍白或发绀,有无出现点头样呼吸、三凹症、双吸气及屏气情况。

(4)体温、心率改变。

(5)有无早期心力衰竭表现(烦躁不安、心率大于160次/分钟,呼吸频率大于60次/分钟,发绀加重,肝脏在短期内增大)。

(6)咳嗽能力,咳嗽性质(单咳或连咳),痰的颜色、性质及稀稠度,有无窒息现象。

(7)药物使用情况及治疗效果。

2. 新生儿硬肿症 新生儿硬肿症是新生儿在寒冷、早产、感染、窒息缺氧等因素作用下,发生皮肤和皮下脂肪硬化、水肿的一种疾病。新生儿硬肿症临床表现为皮肤硬而肿,皮肤发冷、发亮,体温不升,少哭、少动。

【交接班内容】

(1)有无受冷、早产、感染史。

(2)一般情况(哭声低微或不哭,吃奶困难,肢体动作少或不动)。

(3)体温改变情况(常在31℃～35℃之间,低的可低至26℃)。

(4)硬肿部位、性质(一般皮肤紧贴皮下组织,不易捏起或移动,按之似硬橡皮),硬肿部位的肤色(黄红或暗红或桃红)、肤温(温、凉、冷)及水肿情况。

(5)有无肺炎、败血症等并发症,有无肺出血先兆(呼吸急促,面色转灰、两肺出现细湿啰音、口鼻流鲜血)。

(6)肤色(红润、桃红、暗红、花纹)、肤温(温、凉、冷)、心率(缓慢)、心音(偏低钝)、尿量等循环系统活动征象。

(7)复温情况(逐渐复温),喂养情况(滴管喂养或鼻管喂养或静脉补充营养),补液量及速度(4～6滴/分钟),肝素治疗者有无出血倾向,尿量(警惕急性肾功能衰竭与尿潴留)。

3. 新生儿颅内出血 多于生后1日内发生。以窒息和惊厥、抑制状态的相继出现为特征。

【交接班内容】

(1)分娩过程。

(2)神经系统表现(烦躁、尖叫、局部或全身痉挛,或嗜睡、拒食、全身肌肉松弛,或昏迷)。

(3)体温、脉搏、呼吸变化,呼吸困难程度。

(4)颅内高压表现(前囟隆起,颅缝增宽),呕吐次数及性质,腰穿脑脊液化验结果。

(5)主要治疗措施(止血、镇静、降低颅内压)及效果。

4. 新生儿败血症 新生儿免疫功能差,细菌侵入体内不易局限,易扩散发展成败血症。新生儿败血症症状往往不典型,感染病灶不易被发现。

【交接班内容】

(1)一般情况(不吃、不哭、不动,面色青灰、烦躁不安)。

(2)体温改变情况(正常、不升或升高)。

(3)呼吸情况(屏气、气促、呼吸不规则)。

(4)消化系统表现(拒食、呕吐、腹泻、腹胀)。

(5)黄疸情况(皮肤黏膜黄染程度,大小便颜色)。

(6)感染病灶情况,血化验报告。

(7)输血、输液量,有无不良反应。

5. 新生儿破伤风　新生儿破伤风是因出生时脐带处理不当,破伤风杆菌自脐带部进入所致。因为常在生后第七天发病,又名“七日风”。

【交接班内容】

(1)接生方法,脐带处理方法,发病时间。

(2)面部及身体其他部位痉挛时间、特点,有无呼吸困难表现。

(3)体温、脉搏、呼吸情况,有无呕吐,呕吐物量和性质。

(4)破伤风抗毒素、冬眠镇静等药物使用时间、效果,有无不良反应。

(5)进食情况(禁食、鼻饲,进食内容,进食量),补液量和补液速度。

(6)有无肺部感染、败血症、压疮等并发症。

(7)抢救措施(止痉、吸氧、吸痰、降温、气管插管)及抢救效果。

6. 新生儿病理性黄疸　新生儿过早出现黄疸,或黄疸程度过重,或黄疸持续不退或退而复现,即为新生儿病理性黄疸。

【交接班内容】

(1)有无难产、窒息、外伤、感染等病史。

(2)黄疸出现时间、程度,加重或减轻情况。

(3)消化道症状(食欲减退、恶心、呕吐、腹胀、出血)。

(4)神经系统症状(脑性尖叫、颈部抵抗、前囟饱满、抽搐、角弓反张、昏迷等)。

(5)大小便颜色(黄色、金黄色、灰白色)。

(6)血红蛋白、血清胆红素测定结果。

(7)抢救准备(输血、换血、输氧等)。

(8)光照治疗情况(照射时间、距离、营养与水分的供给方法、效果)。

(二)营养缺乏性疾病

1. 营养不良　营养不良是摄食不足或食物不能充分吸收利用的结果。得不到足够的营养,就会消耗自身组织,主要表现脂肪消失、肌肉萎缩,以及生长发育停滞,严重者各器官功能低下,给很多疾病创造了条件。

【交接班内容】

(1)病史及喂养史(有长期缺乏蛋白质、脂肪的喂养史,智力及运动功能发育迟缓等)。

(2)体重及皮下脂肪减少情况(腹壁脂肪厚度在0.8～0.4厘米之间,为Ⅰ度营养不良;体重减少10%～25%,腹壁脂肪厚度在0.4厘米以下,为Ⅱ度;体重减少25%以上,腹壁脂肪完全消失,为Ⅲ度)。

(3)精神情况(兴奋、哭闹或嗜睡),食欲、呕吐、腹泻(次数、性质)情况,皮肤色泽、毛发情况。

(4)有无水肿(眼睑、下肢)及各种维生素缺乏表现(角膜混浊、溃疡,口腔溃疡,佝偻病体征),有无营养不良性贫血。

(5)饮食情况(由少到多,以符合小儿消化功能)。

2. 佝偻病 佝偻病是婴幼儿时期常见的慢性营养缺乏症,由于维生素 D 缺乏,致使体内钙磷代谢失常,钙盐不能正常地沉着在骨的生长部分,造成骨骼生长障碍,严重者骨骼发生畸形。

【交接班内容】

(1)神经精神改变(易激惹、烦躁、不活泼、夜啼),有无多汗、枕秃等。

(2)骨骼改变情况,如头部改变可有颅骨软化、方颅、十字形颅、臀颅,胸部改变可有肋串珠、郝氏沟、鸡胸、漏斗胸、脊柱弯曲,四肢改变可有腕、踝手镯样改变,“O”形或“X”形腿。

(3)智力及运动功能(坐、立、行)发育情况。

(4)治疗情况(用药名称、剂量、方法、效果)。

(三)消化系统疾病

1. 婴儿腹泻 婴儿腹泻主要由饮食不当或感染(细菌和病毒)所引起,气候改变和某些特殊体质亦是婴儿腹泻的原因。临床表现腹泻、呕吐,严重者可引起脱水和电解质紊乱。

【交接班内容】

(1)体温、脉搏、呼吸及精神变化。

(2)腹泻次数、性质、量,有无食欲减退、呕吐、红臀。

(3)脱水程度(大多数等渗脱水,可分三度,轻度脱水:口唇略干燥,眼窝稍凹陷;中度脱水:皮肤弹性减退、口干、尿少、泪少、眼窝及前囟明显凹陷;重度脱水:除上述症状外,由于血容量明显减少,可有皮肤花纹、脉细弱、四肢厥冷、少尿等休克表现)。

(4)饮食和补液量、补液方法(先快后慢,先盐后糖,见尿补钾)。

2. 急性出血性坏死性肠炎 急性出血性坏死性肠炎是小肠的急性炎症,有广泛的出血和坏死,病变呈散在性或节段性。发病急骤,重症常引起中毒性休克。

【交接班内容】

(1)腹痛、腹胀部位及性质,呈持续性还是阵发性。

(2)呕吐发生时间、次数、性质,呕吐量。

(3)腹泻或便血出现时间、次数、性质、量、气味,有无肠麻痹、肠梗阻表现,胃肠减压引流物性质、量、颜色。

(4)体温、脉搏、呼吸、血压变化,有无中毒性休克表现(面色苍白、脉搏细弱、血压逐渐下降、四肢厥冷)。

(5)脱水程度和补液量。

(6)饮食情况。

3. 肠道蛔虫病 肠道蛔虫病是小儿时期常见的肠道寄生虫病,常影响小儿胃肠道功能和小儿生长发育,并可引起肠梗阻、胆管蛔虫症、蛔虫性阑尾炎、蛔虫性腹膜炎,重者可危及生命。

【交接班内容】

(1)饮食习惯。

(2)腹痛特点(腹痛多位于脐部,多不剧烈,常反复发作,压痛不明显)。

(3)有无面黄、消瘦、贫血、营养不良、生长发育迟缓等情况。

(4)有无精神不振、易激怒、头痛情况,夜间睡觉有无磨牙、睡不安等情况。

(5)有无肠梗阻表现(腹痛、腹胀、呕吐、腹部压痛、肠鸣音亢进或减弱)。

(6)驱虫方法和效果。

4. 胆管蛔虫症　胆管蛔虫症是肠管蛔虫病最常见的并发症,由蛔虫钻进胆管所致,胆管括约肌强烈痉挛引起腹痛。

【交接班内容】

(1)体温、脉搏、血压改变。

(2)腹痛部位、性质(绞痛、钻顶痛,持续性、阵发性)、程度。

(3)呕吐情况,有无蛔虫呕出。

(4)巩膜、皮肤、黏膜有无黄染。

(5)有无肠穿孔表现(腹肌紧张、压痛、反跳痛、阵发性或持续性腹痛)。

5. 肠套叠　肠套叠是指肠管的一部分及其附着的肠系膜套入到邻近的肠腔内,是一种小儿时期常见的急腹症,以 2 岁以下小儿发病最多见。肠套叠可发生于结肠或小肠的任何部位,但以回盲型、回结型最常见。

【交接班内容】

(1)腹痛部位、性质、程度,腹痛发作次数,有无下腹肿块、腹部压痛、腹肌紧张。

(2)呕吐发生时间、次数、性质、内容。

(3)血性黏液便出现时间、量、次数、色泽。

(4)神志状况,面色、体温情况有无脱水,有无合并腹膜炎和中毒性休克。

(5)治疗措施及效果(腹痛缓解,呕吐、便血停止)。

(四)呼吸系统疾病

1. 上呼吸道感染　上呼吸道感染简称上感,是小儿最常见的疾病,发病率占儿科疾病的首位,主要由病毒侵犯鼻咽部而引起。

【交接班内容】

(1)体温、脉搏、呼吸改变,精神状况,有无惊厥、呕吐、腹泻。

(2)流涕、鼻塞、咳嗽、咽充血、扁桃体肿大情况。

(3)有无肺炎、化脓性中耳炎等并发症的早期表现。

(4)主要治疗措施(止痉、降温、输液)及效果。

2. 急性喘息性支气管炎　喘息性支气管炎是一种与呼吸道感染等因素有关的过敏性疾病。

【交接班内容】

(1)体温、脉搏改变,喘息性支气管炎分类情况。

(2)咳嗽、咳痰情况,痰的颜色、黏稠度、量。

(3)呼吸困难情况(呼吸频率增快,鼻翼翕动,出现三凹症,口唇发绀等)。

(4)有无烦躁、呕吐、腹泻。

(5)X线检查结果。

(6)治疗措施及效果。

3. 急性支气管炎 急性支气管炎是指支气管黏膜的急性炎症,常继发于上呼吸道感染,易发展为肺炎。

【交接班内容】

(1)体温、脉搏变化。

(2)咳嗽频度、性质(干咳或伴痰鸣),痰的量、性质、黏稠度。

(3)有无呼吸困难(气促、口唇发绀)。

(4)精神、食欲、睡眠状况,有无呕吐、腹泻、腹痛情况。

(5)病程发展情况,有无肺炎、中耳炎、喉炎等并发症的早期表现。

4. 支气管肺炎 支气管肺炎又称小叶性肺炎,是小儿时期的常见病,炎症累及肺泡、支气管及支气管周围的结缔组织。

【交接班内容】

(1)体温改变情况(不规则发热、弛张热、稽留热、体温不升等)。

(2)咳嗽、咳痰情况,痰的量、性质,有无呼吸困难表现(气促、呼吸频率增快、呼吸节律不齐、口唇发绀)。

(3)缺氧程度(Ⅰ度缺氧:患儿于活动、哭闹时才出现发绀;Ⅱ度缺氧:患儿轻度活动后即出现发绀;Ⅲ度缺氧:患儿安静时出现发绀和气急)。

(4)有无呕吐、腹泻、腹胀情况。

(5)严重病例有无心力衰竭(烦躁、心率>160次/分钟、肝脏短期内增大、出现水肿)、呼吸衰竭(呼吸节律、频率改变)、循环衰竭(面色青灰、皮肤发花、四肢厥冷、脉细、血压下降、尿少)、中毒性脑病(神志改变、前囟饱满、颈强直、瞳孔改变)和脓气胸(胸痛、持续咳嗽、呼吸音减弱)的表现。

(6)输液量与速度,防止发生肺水肿(呼吸困难、端坐呼吸、咳粉红色痰)。

(7)治疗措施及效果。

5. 脓胸 脓胸主要由金黄色葡萄球菌引起,大多继发于肺炎、败血症。胸膜积液多时累及到整个胸膜,少时可局限一处,成为包裹性胸膜炎,也可发生粘连,形成多房性脓胸。

【交接班内容】

(1)体温、脉搏变化,有无高热(持续高热或反复升高)、脉细速、四肢厥冷情况。

(2)咳嗽情况,呼吸困难程度,有无杵状指(趾)。

(3)痰的量、色泽、气味。

(4)胸痛部位,肋间隙是否饱满,气味有无异味,呼吸音有无减低,胸壁有无脓肿。

(5)消瘦、贫血情况,脊柱有无侧弯。

(6)有无张力性气胸、肺脓肿(发热、咳嗽、咳脓性痰或大咯血)的表现。

(7)胸腔穿刺、闭式引流手术经过,引流装置是否通畅,引流物量、色、气味。

(8)饮食、营养情况。

(五)心血管系统疾病

1. 先天性心脏病 先天性心脏病是胎儿阶段心脏血管发育异常所致的畸形病变，是小儿最常见的心脏病。

【交接班内容】

(1)先天性心脏病的类型，体格、智力发育情况，有无活动后心悸、气促、咳嗽、蹲踞的病史。

(2)呼吸困难、发绀程度，能否平卧，有无杵状指(趾)。

(3)心率、心律情况，心脏扩大及心脏杂音情况。

(4)水肿程度，24 小时出入量，大便通畅情况。

(5)服用强心药的时间、剂量、反应、效果。

(6)导管检查术前准备情况。

2. 心肌病 以心肌病变为主的心脏疾病，称心肌病。有原发性与继发性两种，以后者为多见。

【交接班内容】

(1)心率、心律、心音、心杂音情况，血压变化，有无胸痛、胸闷、心悸、呼吸困难情况。

(2)有无早期心包压塞征象(胸闷、烦躁、呼吸困难加重、吞咽困难、突然昏厥等)，心包穿刺液量、色、性质，心包切开排脓后局部引流是否通畅，引流液的量、色，切口有无渗血。

(3)心包炎症状(寒战、发热、胸痛等)，栓塞情况(脑、肾、脾、皮肤黏膜等部位)。

3. 心力衰竭 心力衰竭有左心衰竭、右心衰竭和全心衰竭三种类型。左心衰竭造成肺静脉回流受阻，以夜间阵发性呼吸困难、端坐呼吸、咳嗽、咳粉红色泡沫痰为主要表现；右心衰竭造成体静脉回流受阻，以颈静脉怒张、肝大、下肢水肿为主要表现；全心功能不全时，同时有体循环和肺循环淤血的表现。婴幼儿以全心衰竭为主。

【交接班内容】

(1)呼吸情况，发绀程度，能否平卧。

(2)心率、心律、咳嗽、咳痰情况。

(3)水肿程度，24 小时出入量情况。

(4)神志变化。

(5)洋地黄的给药时间、剂量、途径，有无毒性反应(恶心、呕吐、黄视、心律失常等)，治疗效果。

(六)泌尿系统疾病

1. 急性肾炎(急性肾小球肾炎) 急性肾炎是一种感染后免疫反应引起的弥漫性肾小球炎性病变，发病前常有链球菌感染史。

【交接班内容】

(1)1～4 周内有无上呼吸道感染或皮肤感染。

(2)尿液检查情况(尿色、尿量、血尿、蛋白尿)。

(3)水肿程度(轻者仅眼睑水肿，重者可有全身性水肿，并可伴有胸腔或腹腔积液)，血压变化。

(4)有无心力衰竭、高血压脑病(血压突然升高,出现恶心、呕吐、头痛、眼花、复视、失明、烦躁、神志模糊、昏迷、瘫痪及惊厥等症状和体征)等并发症,有无急性肾功能衰竭的表现(少尿或无尿,发生氮质血症、代谢性酸中毒和高钾血症,并有乏力、腹胀、嗜睡、深大呼吸等表现)。

(5)治疗饮食情况。

(6)急性肾功能衰竭腹膜透析的透析液成分、量、温度,出入量平衡情况,透析过程中体温、脉搏、呼吸、血压变化,腹部情况(腹胀、腹痛),析出液的量及性质。

2. 肾病综合征 肾病综合征是一种以肾小球基膜通透性增高为主而引起的症候群,分单纯性肾病、肾炎性肾病和先天性肾病三型,临床特征为全身明显水肿、大量蛋白质、低蛋白血症和高胆固醇血症。

【交接班内容】

(1)全身水肿程度,护理措施(防受压、防感染)。

(2)一般情况(精神、食欲、血压)。

(3)尿液常规检查结果(蛋白尿、血尿)。

(4)血化验结果(血沉、血白蛋白和球蛋白、血胆固醇)。

(5)免疫抑制药治疗者有无骨髓抑制(白细胞计数下降)和感染情况,激素治疗者利尿阶段有无低血钾表现(腹胀、全身肌无力、腱反射减弱或消失)。

(6)24 小时出、入量。

(七)造血系统疾病

1. 营养性贫血 营养性贫血是因缺乏造血必需的营养物质而造成的,分小细胞性贫血(缺少铁质)、大细胞性贫血(缺少维生素 B_{12}、叶酸)和混合性贫血(兼具大、小细胞性贫血的特点)。

【交接班内容】

(1)贫血程度[血红蛋白 90～120 克/升,红细胞$(3.0 \sim 4.0) \times 10^{12}$/升者,为轻度贫血;血红蛋白 60～90 克/升,红细胞$(2.0 \sim 3.0) \times 10^{12}$/升者,为中度贫血;血红蛋白 30～60 克/升,红细胞$(1.0 \sim 2.0) \times 10^{12}$/升者,为重度贫血;血红蛋白在 30 克/升以下,红细胞在 1.0×10^{12}/升以下者,为极重度贫血]。

(2)精神-神经系统改变情况(智力发育迟缓、烦躁不安、头痛、头晕、耳鸣、眼前发黑、震颤等)。

(3)皮肤、黏膜、指甲床是否苍白、苍黄。

(4)消化系统症状(食欲减退、消化不良、恶心、呕吐),营养情况,有无皮下组织水肿。

(5)体温、脉搏、呼吸改变情况。

(6)有无出血倾向(皮肤、黏膜出血点、淤血斑)。

(7)有无并发局部和全身感染,如口腔炎、咽峡炎、扁桃体炎、败血症、肺炎等。

2. 血小板减少性紫癜 血小板减少性紫癜主要临床表现为自发性皮肤、黏膜淤点、淤斑和内脏出血,可分原发性和继发性两种。

【交接班内容】

(1)血小板计数,皮肤、黏膜(鼻、口腔、牙龈)出血情况(淤点、淤斑)。

(2)有无消化道出血(呕血、便血)及出血量、颜色,有无泌尿道出血(血尿)。

(3)有无颅内出血表现(尖叫、囟门隆起、头痛、嗜睡、惊厥、昏迷等)。

(4)出血量较多者的血压、脉搏情况,有无早期失血性休克表现。

(5)治疗情况(胃肠道出血者的饮食管理情况,输全血或血小板的反应情况)。

3. 过敏性紫癜 过敏性紫癜是一种由某些过敏因素引起的变态反应性出血性疾病,累及全身小动脉和毛细血管,引起水肿和出血。

【交接班内容】

(1)皮肤紫癜情况(分布部位、形状、大小、颜色),有无新的出血倾向。

(2)腹痛情况(绞痛、隐痛、阵发性、持续性),腹泻、便血情况(次数、量、色泽),呕吐或呕血情况(次数、量、内容)。

(3)有无关节疼痛和肿胀(受累部位、局部色泽)。

(4)泌尿道情况,有无血尿、排尿疼痛(大量血尿时可出现排尿疼痛)及水肿。

(5)有无感染、服药、饮食、患寄生虫病等过敏因素。

(6)面色、脉搏、血压情况,有无早期休克表现。

(7)有无输血反应,中西医治疗的效果。

4. 白血病 白血病是一种原因不明的血液系统的恶性肿瘤,小儿白血病的患病率占小儿恶性肿瘤的第一位。其特征是造血组织中白细胞异常增生,并浸润体内各组织和器官。

【交接班内容】

(1)全身情况(精神、食欲情况,贫血程度)。

(2)体温变化。

(3)有无皮肤、黏膜出血(紫癜、淤斑)、消化道出血(呕血、便血)、泌尿道出血(血尿)和颅内出血表现(头痛、呕吐、嗜睡、昏迷等)。

(4)有无胸骨压痛、关节肿痛(骨和关节被浸润,可出现疼痛)。

(5)全身淋巴结肿大、脾大情况。

(6)化疗反应,如恶心、呕吐、口腔溃疡、食欲减退、乏力、黄疸、心律失常、排尿障碍及骨髓抑制等。

(7)输血反应及饮食情况。

5. 再生障碍性贫血 再生障碍性贫血是由各种原因引起骨髓造血功能衰弱的一种综合征,其贫血特点为全血细胞减少,病情比较严重。

【交接班内容】

(1)贫血程度,三系细胞检查结果。

(2)出血情况(鼻、牙龈、皮肤黏膜淤点、淤斑,便血、血尿,颅内出血表现)。

(3)有无进行性疲乏、食欲减退、头晕、耳鸣、眼前发黑等贫血症状,皮肤、黏膜、甲床是否苍白、蜡样发黄,有无呕吐。

(4)体温、脉搏、呼吸改变情况(体温升高往往提示感染存在,脉搏加快、心悸、气促见于严重贫血时)。

(5)有无局部或全身感染(如口腔炎、咽峡炎、扁桃体炎、败血症、肺炎等)。

(6)饮食与营养情况。

(7)治疗措施,有无输血反应。

6. 弥散性血管内凝血 弥散性血管内凝血是指多种病因使血管内、外凝血系统被激活,形成微血栓,造成微循环栓塞和有关的组织缺血、缺氧。血管内凝血又导致血浆凝血因子和血小板的大量消耗和纤维蛋白溶解系统的被激活,形成广泛出血。

【交接班内容】

(1)出血部位、量、性质(自发、突然出血、出血不止),有无注射针孔渗血不止现象。

(2)有无休克表现(观察脉搏、血压、肤色、皮肤温度)。

(3)有无胃肠道损害表现(恶心、呕吐、腹泻、腹痛、呕血、便血)、肾脏损害表现(尿少、尿闭、血尿、氮质血症)、脑部受累表现(意识障碍、抽搐)和末梢栓塞表现(发绀、局灶组织坏死)。

(4)溶血情况,有无贫血、黄疸、血红蛋白尿等。

(5)特殊药物的用量、效果。

(八)神经系统疾病

1. 惊厥 惊厥是全身或局部肌肉群突然发生的不随意收缩,是小儿时期中枢神经系统功能异常的急症。常表现为意识丧失、两眼上翻、面肌和四肢强直痉挛或不停地抽搐,发作时间可数秒至数分钟,可反复发作,甚至呈持续状态。

【交接班内容】

(1)有无惊厥发作的先兆表现,惊厥次数、持续时间。

(2)体温、心率变化。

(3)智能发育情况,有无意识障碍。

(4)止痉措施及效果。

2. 颅内高压症 颅内高压症可由感染、中毒、缺氧、外伤、肿瘤、血管病变等因素造成,病情危重,须及时抢救。

【交接班内容】

(1)头痛、前囟隆起、头围增大、颅缝裂开情况。

(2)呕吐次数、性质。

(3)神志改变(谵妄、烦躁或昏迷),惊厥次数、时间。

(4)呼吸、脉搏、血压变化及瞳孔改变(大小、形态、对光反应),警惕脑疝发生。

(5)脱水药使用时间、剂量、效果,输液量及输液速度。

3. 急性中毒性脑病 在患急性感染性疾病过程中出现类似脑炎的症状,而脑脊液外观清,细胞数不增加,称急性中毒性脑病,这是人体对感染毒素的一种变态反应。

【交接班内容】

(1)发热情况,呼吸、脉搏、血压改变。

(2)神志改变(烦躁、谵妄或昏迷),惊厥、次数、时间。

(3)头痛、呕吐(次数、性质)情况。

(4)瘫痪情况。

(5)瞳孔改变情况(大小、形状、对光反应、对称性)。

(6)抢救、治疗措施及效果。

4. 急性多发性神经根神经炎　急性多发性神经根神经炎又称格林-巴利综合征，是由感染(细菌、病毒等)后自身免疫反应引起的。

【交接班内容】

(1)运动障碍先发部位、范围、程度，是否对称(站、立、坐及指、趾活动)。

(2)感觉障碍(疼痛、蚂蚁爬行感、麻木)与运动障碍范围是否一致。

(3)呼吸障碍程度及发展情况，胸式、腹式呼吸运动是否协调，发音是否嘶哑，吞咽反射有无减退或消失。

(4)血压、脉搏改变，有无视物模糊现象。

(5)有无尿潴留及便秘。

(6)抢救器械(人工呼吸器、气管切开包、氧气、吸痰器等)的准备情况。

(7)气管切开后人工呼吸机运转情况，气管套管护理情况，切口情况，气管局部滴药时间，堵管与拔管过程应注意的事项。

(8)热能的供应情况(输液、鼻饲)。

(九)传染病

1. 麻疹　麻疹是麻疹病毒引起的急性呼吸道传染病，以发热、出现皮肤红色斑丘疹和颊黏膜灰白斑点为特征。一年四季都可散发，以冬、春两季较为多见。

【交接班内容】

(1)精神神经状况(嗜睡、昏迷或烦躁、谵妄、抽搐)。

(2)流泪、流涕、畏光、干咳、结膜充血情况。

(3)发热与出疹情况。

(4)有无并发症的早期表现，如肺炎(高热、气急、鼻翕、脉快)、喉炎(咳嗽加重、声音嘶哑、犬吠样咳嗽、呼吸时有三凹症)、中耳炎(退疹时又突然发热，不明原因哭闹，手抓患侧耳朵)等，并发症治疗措施及效果。

(5)退疹的日期，脱屑情况。

2. 猩红热　猩红热是由乙型A组溶血性链球菌引起的急性呼吸道传染病。临床上以发热、咽峡炎、全身出现鲜红色皮疹、疹退后有明显皮肤脱屑等为特征。大多于儿童期发病，冬、春季较多见。

【交接班内容】

(1)体温、脉搏变化。

(2)皮疹出现的顺序，皮疹性质、范围，皮疹间皮肤改变情况，是否伴瘙痒感。

(3)口唇和舌的改变(口唇苍白圈、草莓舌)。

(4)脱屑情况(小片或大片脱皮)。

(5)有无体温突然升高、出血点、皮疹、四肢关节疼痛伴轻微红肿等情况。

3. 流行性腮腺炎　是一种流行性腮腺炎病毒引起的急性呼吸道传染病。以腮腺急性肿胀和疼痛，伴有发热和全身不适为主要症状。冬、春两季可有流行。

【交接班内容】

(1)体温、脉搏、呼吸情况。

(2)呕吐次数、性质、量。

(3)腮部肿胀程度、范围。

(4)局部处理情况及效果。

(5)有无脑膜炎、睾丸炎等并发症的早期表现。

4. 水痘 水痘系水痘病毒所致的急性传染病。临床特征为皮肤、黏膜分批出现红色丘疹、疱疹。本病于冬、春两季流行，婴幼儿及学龄前儿童多见。

【交接班内容】

(1)体温、脉搏、呼吸情况。

(2)出疹时间及出疹部位、性状，皮疹有无瘙痒感。

(3)有无继发性肺炎、脑炎症状出现。

5. 结核性脑膜炎 结核性脑膜炎为全身粟粒性结核的一部分，由血行播散而来，也可由脑实质或脑膜的干酪灶破溃引起，是结核病中最严重的病型。常在感染后 6 个月内发生，多见于 1～5 岁的小儿。

【交接班内容】

(1)体温、脉搏变化。

(2)精神状态(烦躁不安或表情淡漠、嗜睡)。

(3)有无头痛、呕吐、食欲减退等表现。

(4)惊厥发作时间，角弓反张程度，处理方法及效果。

(5)有无颅内压增高和脑积水表现(呼吸不规则，前囟膨隆，颅缝裂开，四肢肌肉松弛瘫痪，神经反射消失)。

(6)有无药物毒性反应，如异烟肼(精神异常、血清转氨酶增高)、对氨基水杨酸钠(恶心、呕吐、厌食等)、链霉素(耳鸣、重听、耳聋)等药物的反应。

(7)鼻饲的质和量。

(8)压疮预防措施。

(9)腰椎穿刺时间、过程、结果。

6. 伤寒 伤寒是伤寒杆菌经消化道传染而引起的急性传染病。主要症状为持续性高热、玫瑰疹、相对缓脉、肝脾肿大、白细胞减少。

【交接班内容】

(1)体温、脉搏、呼吸改变。

(2)有无肠道出血、肠穿孔等并发症的早期表现(面色苍白、恶心、呕吐、呕血、便血、气促、脉速、血压下降、腹痛)。

(3)饮食种类、量。

(4)氯霉素应用剂量、时间，有无不良反应表现(白细胞计数下降)。

(5)肥达试验结果。

7. 细菌性痢疾 细菌性痢疾是痢疾杆菌引起的急性肠道传染病，临床表现以发热、腹痛、里急后重、脓血便为主。

【交接班内容】

(1)体温、脉搏、呼吸改变。

(2)腹痛、腹泻情况(大便次数、性质、量,有无里急后重)。

(3)重症患者呕吐、酸中毒及脱水情况。

(4)中毒型患者精神神经系统改变情况(烦躁不安或嗜睡、昏迷,惊厥),瞳孔改变情况(大小不等、对光反应消失),循环、呼吸衰竭情况(面色苍白、脉搏细速、血压下降、呼吸不规则或暂停),结肠灌洗液镜检结果,升压药物使用情况(种类、剂量、效果),停止冬眠后复温情况,反复应用阿托品有无引起尿潴留。

8. 脊髓灰质炎　脊髓灰质炎(俗称小儿麻痹症)系脊髓灰质炎病毒引起的急性传染病,发病年龄大多在5岁以下,病变部位主要在脊髓前角运动神经元。表现为发热和不对称的四肢弛缓性瘫痪,以下肢为多。

【交接班内容】

(1)服用脊髓灰质炎减毒活疫苗情况。

(2)发热情况。

(3)四肢肌肉疼痛程度,触痛部位,颈项强直程度。

(4)瘫痪发展情况(不对称弛缓性瘫痪,下肢多见)。

(5)重症患者呼吸幅度、节律改变情况,吞咽、咳嗽反射情况。

(6)每日尿量,有无尿潴留或尿失禁。

9. 流行性乙型脑炎　流行性乙型脑炎是日本脑炎病毒所致的中枢神经系统急性传染病。患者大多为10岁以下的儿童,以2～6岁发病率最高。本病以蚊虫为传播媒介,故有严格的季节性。

【交接班内容】

(1)体温改变及呼吸改变(浅表呼吸、呼吸暂停、双吸气)情况。

(2)意识障碍程度(嗜睡、昏迷),瞳孔变化(大小、形态、对称性、对光反应),呕吐情况(次数、性质、内容),肌痉挛或瘫痪情况。

(3)警惕呼吸衰竭和颅内高压症的发生。

(4)排尿情况(自主解尿或导尿,每日尿量)。

(5)腰穿时间,脑脊液检查结果。

(6)抢救治疗措施(止痉、降温、降低颅内压)及效果,特殊用药情况(药名、剂量、用法)。

10. 流行性脑脊髓膜炎　是一种由脑膜炎双球菌引起的急性传染病,以6个月至学龄期的小儿较多见。

【交接班内容】

(1)疫苗接种史。

(2)体温、脉搏、血压、瞳孔改变。

(3)早期表现(头痛、前囟饱满、喷射性呕吐)。

(4)有无皮肤出血点(部位、形态)。

(5)暴发型患者精神状况(嗜睡、昏迷),惊厥情况(次数、时间、止痉药物应用效果),末梢循环衰竭情况(唇周及指、趾发绀,肢端发凉,皮肤出现花纹,脉搏细弱,血压下降),

呼吸情况（深浅、快慢不匀，过度换气）。

（6）腰穿时间，脑脊液检查结果。

（十）其他疾病

1. 风湿热 风湿热是一种与A组溶血性链球菌感染有关的自身免疫性疾病，多见于冬、春季节，主要侵犯心脏和关节，反复发作可引起心瓣膜病变。

【交接班内容】

（1）发病前1～3周有无上呼吸道感染史。

（2）体温、心率、心律、呼吸改变。

（3）全身大关节有无红、肿、热、痛、功能障碍，关节病变是否呈游走性。

（4）皮肤有无皮下结节（豌豆大小的圆形小结节，可隆起于皮肤表面，与皮肤无粘连）、环形红斑（多见于躯干及四肢屈侧，呈环形或半环形，淡粉红色，不痛不痒）。

（5）精神神经系统有无异常表现（喜怒无常、四肢不自主运动）。

（6）主要实验室检查内容的变化（抗"O"、血沉）及心电图的变化。

（7）有无药物反应（水杨酸反应有恶心、呕吐、耳鸣、听力减退、头痛、精神紊乱、出血现象）。

2. 败血症 败血症是一种全身感染性疾病。致病菌由皮肤、呼吸道、消化道等感染病灶侵入血液，在血循环中生长繁殖，并产生毒素，可造成多脏器的损害。

【交接班内容】

（1）体温、脉搏、心律、血压的变化。

（2）神志、瞳孔变化。

（3）咳嗽、气急、缺氧程度。

（4）呕吐、腹泻的性质及次数，腹胀、脱水、酸中毒程度。

（5）皮疹部位、性质、形态、大小、颜色，有无黄疸。

（6）迁徙性病灶部位（肺、脑、关节、皮下组织、骨髓、心包）及表现。

（7）血培养结果。

（8）输液种类及配伍禁忌情况。

八、耳、鼻、咽喉、眼、口腔科疾病交接班

（一）耳、鼻、咽喉科疾病

1. 耳源性颅内并发症 中耳乳突部的化脓性感染通过缺损的骨壁、血循环、内耳等途径传入颅内，引起硬脑膜外脓肿、乙状窦血栓性静脉炎、脑膜炎、脑脓肿等并发症。

【术前交接班内容】

（1）体温、脉搏、呼吸、血压变化。

（2）意识变化（表情淡漠、嗜睡、浅昏迷、深昏迷），瞳孔变化（对光反应、大小、形状、对称性）。

(3)头痛情况(部位、程度、性质),有无喷射性呕吐、颈部抵抗或颈部强直。

(4)腰穿情况(脑脊液透明度、压力及化验结果)。

(5)定位体征出现情况(小脑脓肿,同侧肌张力减退,指鼻试验、跟膝胫试验阳性;颞叶脓肿,对侧上、下肢及对侧下部颜面瘫痪;左侧颞脓肿,可有命名性失语症)。

(6)有无脑疝表现(剧烈头痛、频繁喷射性呕吐、瞳孔散大、烦躁不安、神志不清、昏迷、呼吸停止)。

(7)有无吸入性肺炎、压疮等并发症,并发症处理措施。

【术后交接班内容】

(1)各种症状、体征消失情况。

(2)伤口渗血情况(量、颜色)。

(3)换药情况(引流管是否通畅,脓液性质及量,伤口用药)。

(4)24 小时液体进出量,进食情况(途径、量)。

2. 中耳乳突手术

【术前交接班内容】

(1)术前准备情况(剃发、扎辫、各项化验结果)。

(2)有无感冒、发热。

(3)麻醉方式,麻醉前常规用药情况。

【术后交接班内容】

(1)体位情况(侧卧、平卧)。

(2)伤口渗血、渗液情况,有无牙痛。

(3)有无眩晕、恶心、呕吐、眼球震颤及面瘫。

(4)换药情况,伤口注入何种抗生素。

(5)血压改变情况。

3. 鼻出血　鼻出血是一种常见症状,轻者涕中带血,重者可引起失血性休克。

【交接班内容】

(1)局部病因(如外伤、鼻腔肿瘤、鼻中隔偏曲、鼻腔及鼻窦的急慢性炎症),全身性病因(如急性传染病、血液病、心血管疾病、营养障碍、药物中毒等)。

(2)出血情况(部位、次数、量),血压、脉搏改变,有无休克表现。

(3)止血方法(压迫法、烧灼法、冷冻法、前鼻孔填塞法、后鼻孔栓塞法、血管结扎法)。

(4)输血、输液及使用镇静药、抗生素、止血药情况(剂量、效果)。

(5)体温、脉搏、呼吸、血压变化,食欲及睡眠情况。

(6)大便是否通畅。

4. 鼻及鼻窦手术

【术前交接班内容】

(1)术前准备情况(如剪鼻毛、剃胡须、剃眉毛及各项化验检查等)。

(2)有无感冒、发热。

(3)麻醉方式、麻醉前常规用药情况。

【术后交接班内容】

(1)体位情况(半卧位、侧卧位)。

(2)鼻部及颜面肿胀情况。

(3)鼻腔填塞情况,有无渗血或出血。

(4)有无发热、头痛、耳痛、吞咽困难。

(5)换药情况,饮食情况。

5. 扁桃体切除术

【术前交接班内容】

(1)术前准备情况(清洁口腔、剃胡须等)。

(2)麻醉方式,麻醉前用药情况。

【术后交接班内容】

(1)体位情况。

(2)伤口出血情况。

(3)小儿麻醉完全清醒前有无连续吞咽动作,脸色有无变化。

(4)伤口愈合情况,有无口臭、咽痛及发热。

(5)饮食情况、大便颜色及次数。

6. 咽后脓肿 咽后脓肿为咽后间隙的化脓性炎症,急性脓肿多发生于身体瘦弱、营养不良的幼儿,起病较急;慢性脓肿多为结核性,也称寒性脓肿。

【交接班内容】

(1)吞咽困难情况。

(2)语音改变情况。

(3)呼吸困难情况(张口呼吸、吸气性呼吸困难)。

(4)体温、脉搏变化,有无脱水现象。

(5)脓肿穿刺、切排准备情况(氧气、吸引器、气管切开器械、气管镜)。

(6)有无喉头水肿、吸入性肺炎、纵隔炎、脓毒血症等并发症。

7. 喉梗阻 喉部或其邻近器官发生病变,如喉部炎症、肿瘤、外伤、声带麻痹、先天性喉畸形等,使声门变窄或阻塞,造成呼吸困难,称喉梗阻。

【交接班内容】

(1)吸气性呼吸困难、喉鸣及声音嘶哑情况。

(2)喉梗阻程度(Ⅰ度:仅在活动或哭闹时出现轻度吸气性呼吸困难及三凹症;Ⅱ度:安静时也有轻度吸气性呼吸困难及三凹症,但不影响睡眠和进食;Ⅲ度:吸气性呼吸困难及三凹症明显,烦躁、不易入睡、不愿进食;Ⅳ度:呼吸极度困难,坐卧不安,手足乱动,出冷汗,面色苍白或发绀,可因窒息或心力衰竭而死亡)。

(3)体温、脉搏、卧位情况。

(4)抢救物品准备情况(气管切开器械、氧气、吸引器等)。

8. 气管切开术后 气管切开术主要用于抢救喉阻塞的病人,也用于口腔、咽、喉手术时保持呼吸道通畅,以及各种原因引起下呼吸道分泌物潴留和气管异物的治疗。

【交接班内容】

(1)套管通畅情况,清洗内管次数、时间。

(2)分泌物量、黏稠度、颜色、气味。

(3)套管缚带松紧情况,对精神异常患者或小孩,注意其自行拔管行为。

(4)伤口出血、渗液及感染情况。

(5)体温、脉搏、呼吸变化。

(6)有无皮下气肿及肺部感染表现。

(7)有无进食呛咳及便秘。

(8)堵管及拔管后呼吸、睡眠情况。

9. 喉癌 喉癌是咽喉科常见的恶性肿瘤。肿瘤发生于呼吸道狭窄部位,容易阻塞气道,造成窒息。肿瘤常向颈部转移,晚期可转移至全身其他脏器,危险性甚大。提高治疗效果的关键在于早期诊断,早期治疗。

【术前交接班内容】

(1)病人心理状况。

(2)营养状态。

(3)有无声音嘶哑及呼吸困难。

(4)颈部淋巴结转移情况。

(5)术前准备情况(胸透、血常规、肝和肾功能检查,备皮、口腔清洁)。

【术后交接班内容】

(1)伤口出血情况,引流管是否通畅(分泌物量、颜色)。

(2)体温、脉搏、呼吸、血压变化。

(3)有无术后并发症(肺部感染、气管-食管瘘等)。

(4)伤口感染及愈合情况。

(5)胃管固定及流质进量情况。

(6)饮食和发音训练情况。

10. 呼吸道异物 常因进食时哭、笑、喊叫而将食物吸入喉、气管、支气管内,严重者可窒息死亡。

【术前交接班内容】

(1)异物性质、形状、大小、存留时间。

(2)定位症状及体征,如喉异物,异物嵌顿在喉部,表现为呛咳、声嘶、吸气性呼吸困难;气管异物,异物在气管内活动,表现为阵发性呛咳和呼吸困难,气管内有拍击声及撞击感;支气管异物,异物停留在支气管内,表现为高热、咳嗽、咳脓痰、肺气肿、肺不张。

【术后交接班内容】

(1)手术过程,取出的异物是否完整。

(2)口腔损伤情况。

(3)发声、咳嗽、呼吸情况。

(4)体温及进食情况。

11. 食管异物 异物常为未嚼碎之食物或夹于食物中的竹签、鱼骨、肉骨、松动的义齿或小玩具。

【术前交接班内容】

(1)异物种类、形状、大小、存留时间。

(2)有无流涎、恶心、呛咳、吞咽困难。

(3)吞咽时疼痛部位(异物位于食管入口,疼痛局限于颈正中或颈侧;异物位于胸段时，胸骨后疼痛并可放散至背部；食管穿孔，并发纵隔感染时，疼痛加重伴高热）。

(4)呼吸情况（小孩可因异物压迫气管发生呼吸困难）。

(5)体温、脉搏、呼吸、血压变化，有无脱水现象。

(6)有无食管穿孔、纵隔气肿或脓肿、气胸、气管-食管瘘、肺部感染、主动脉穿孔出血等并发症。

【术后交接班内容】

(1)食管镜检查结果（损伤程度，有无感染、穿孔等），异物有无取出或推入胃内。

(2)异物推入或自行滑进胃内者，有无腹痛，不消化异物有无自大便中排出。

(3)体温、脉搏、呼吸、血压情况。

(4)禁食情况，进食途径及饮食种类。

(5)并发症情况（同术前交接班内容）。

(二)眼科疾病

1. 视网膜脱离 视网膜脱离是指视网膜神经组织层与色素上皮层脱离的一种眼科疾病。

【术前交接班内容】

(1)属原发性还是继发性。

(2)有无外伤史、是否近视（度数）。

(3)视网膜裂孔的时钟方位。

(4)两眼视力。

(5)有无全身性疾病。

【术后交接班内容】

(1)病眼手术疼痛部位、程度、性质（胀痛、隐痛、烧灼痛等）。

(2)麻醉中有无反应，如呕吐（量、次数），体温、脉搏、血压变化。

(3)伤口有无渗血、渗液及感染。

(4)使用激素后有无反应。

(5)大小便是否正常。

(6)胃纳、营养、睡眠等情况。

2. 白内障 晶状体部分或全部混浊时称为白内障，是一种严重影响视力的眼科疾病。

【术前交接班内容】

(1)白内障类型（先天性、老年性、外伤性、继发性）。

(2)体温、脉搏、呼吸、血压变化。

(3)有无全身性疾病（如慢性支气管炎、心血管疾病、糖尿病及感冒、发热）。

(4)两眼视力、光感及定位，两眼有无分泌物（黏液性、脓性），分泌物化验及培养结果。

(5)眼外部有无感染（如急性结膜炎、泪囊炎）。

(6)抗菌眼药水的应用情况。

【术后交接班内容】

(1)有无麻醉反应，如呕吐（次数、内容物、量），体温变化。

(2)眼睛疼痛情况（胀痛、压迫痛）。

(3)前房有无出血，伤口有无感染，伤口渗液情况。

(4)胃纳及营养情况。

(5)大小便是否正常。

(6)有无肺部感染等并发症，注意小孩抓落患眼敷料情况，防止伤口感染。

3. 青光眼 是由于眼内压升高引起眼内组织循环、营养障碍，导致视力减退者，称青光眼。

【术前交接班内容】

(1)青光眼类型(原发性、先天性、继发性)，继发性青光眼的起病原因、诱发因素。

(2)眼痛及头痛程度(胀痛、剧痛)，有无恶心、呕吐。

(3)眼压及视力情况。

(4)急性期滴缩瞳药时间间隔。

(5)高渗葡萄糖或甘露醇的应用情况(剂量、效果)。

(6)24 小时眼压控制情况。

(7)有无戒烟、酒、浓茶及避免饮大量饮料。

【术后交接班内容】

(1)有无麻醉反应，体温、血压情况。

(2)眼痛及头痛情况有无缓解。

(3)伤口有无出血，有无感染、渗液。

(4)胃纳及营养情况。

(5)大小便是否正常。

(6)另一眼是否继续滴缩瞳药。

4. 感染性角膜溃疡 角膜无血管，新陈代谢迟缓，抵抗力差，在角膜外伤的基础上容易发生细菌、真菌、病毒等感染，引起溃疡，可造成严重后果。

【交接班内容】

(1)发病原因(外伤、患慢性泪囊炎、感冒等)。

(2)眼分泌物性质(脓性、水样、黏液性)，分泌物化验及培养、药敏试验结果。

(3)局部用药情况(散瞳药、抗生素，结膜下用药名称和剂量)。

(4)角膜溃疡深度，有无穿孔、疼痛及畏光情况。

(5)病人隔离情况，所用器械及眼药水是否定期消毒，敷料处理情况。

(6)大便是否通畅，有无咳嗽。

(7)局部及全身营养情况。

5. 眼外伤 眼球的结构复杂，生理功能精细，受外伤后常不易恢复正常，并有可能累及健眼，发生交感性眼炎，这是眼外伤的特点。眼外伤可分三种：①机械性眼外伤(穿孔伤、钝器伤、异物伤)。②非机械性眼外伤(热烧伤、酸碱烧伤)。③放射性眼外伤(电光性眼炎、X 线及红外线所致眼外伤)。

【交接班内容】

(1)外伤原因、时间、部位、程度。

(2)急救处理情况(清创、缝合、冲洗)。

(3)破伤风抗毒素及抗生素应用情况。

(4)X线检查伤眼有无异物。

(5)伤眼局部情况(疼痛、水肿、流泪等)。

(6)伤眼视力、光感定位。

(7)有无意识障碍及脑膜刺激征,血压、脉搏变化。

(8)病人的心理状态。

6. 角膜移植术 角膜移植有光学性移植、治疗性移植和改良基地性移植,适宜于角膜中央白斑、斑翳、溃疡等。

【术前交接班内容】

(1)全身情况,有无维生素缺乏症、肝炎、肺结核等疾病。

(2)病眼情况,局部有无炎症及分泌物。

(3)眼压、视力、体温、脉搏、血压情况。

(4)卧床大小便是否适应。

【术后交接班内容】

(1)嘱咐病人静卧休息,防止伤口裂开、移植片移位。

(2)有无麻醉反应(呕吐、发热、血压改变)。

(3)术眼疼痛情况(胀痛、烧灼痛)。

(4)伤口出血及感染情况。

(5)大小便是否正常。

(6)胃纳及营养情况。

7. 视神经病变 视神经可分乳头部(球内部)、球后部和颅内部三段。视神经病变常有视神经乳头炎、球后视神经炎、视神经盘水肿等。视神经乳头炎可原发于视盘,亦可为球后视神经炎向球内蔓延的结果,常由副鼻窦炎、龋齿、视网膜炎、B族维生素缺乏或药物中毒所引起。

【交接班内容】

(1)发病原因、时间、反复发作次数。

(2)病眼视力变化(急剧下降或缓慢减退)。

(3)头痛及眼球后酸痛情况。

(4)治疗情况,长期使用激素有无药物反应。

(5)病人的心理状态。

(6)血压、体温、脉搏变化。

(三)口腔科疾病

1. 口腔颌面部炎症 常见的口腔颌面部炎症有牙槽脓肿、智齿冠周炎、颌骨骨髓炎、颌面部的间隙感染、颜面部疖和痈、面及颈部淋巴结炎等。

【交接班内容】

(1)体温、脉搏、呼吸、血压变化。

(2)炎症部位及局部情况(疼痛、红肿、溃疡),有无张口困难(以指数测量张口大小)和吞咽困难。

(3)局部治疗情况(热敷、理疗、药物外敷、切开排脓),切开排脓引流口是否清洁,有无引流条，敷料是否清洁牢固。

(4)饮食情况(饮食种类、进食途径、进食量)。

(5)有无败血症、脓毒血症、海绵窦化脓性血栓性静脉炎、脑膜炎、脑脓肿等并发症，并发症治疗措施及效果。

2. 下颌骨缺损植骨术 下颌骨缺损植骨术的目的是重建下颌骨的完整性，恢复下颌功能，矫正面部畸形。植入骨的骨源多为自体肋骨或髂骨。

【术前交接班内容】

(1)全身营养状况，心、肺、肾、肝及血液检验结果。

(2)下颌骨缺损的性质、部位、大小、形态，供骨部位。

(3)术前准备情况(口腔清洁，手术野和供骨处的皮肤消毒准备等)。

(4)术前用药情况，麻醉方法。

【术后交接班内容】

(1)全麻清醒时间，呼吸、血压、脉搏变化。

(2)颌部植骨部位及取骨部位包扎固定情况，伤口有无渗血。

(3)口腔护理情况。

(4)饮食情况(禁食，饮食途径、种类和数量)。

(5)植入骨生长情况。

3. 颌骨粉碎性骨折 多因外伤引起。

【交接班内容】

(1)有无颅脑损伤表现(观察神志、瞳孔、肢体活动和血压、脉搏、呼吸变化)。

(2)受伤原因、时间、部位、范围、程度，伤口疼痛及出血情况，身体其他部位的损伤情况。

(3)骨折复位方法(手法、牵引、切开复位)和固定方法(单颌、颌间、骨间颌固定)。

(4)输血及补液后有无反应。

(5)创面渗出液颜色、气味。

(6)进食情况(进食方式、种类、数量)。

(7)病人心理状态。

4. 先天性唇裂 唇裂是口腔面部最常见的先天性畸形，常伴发腭裂，多在胚胎发育的第2～3个月因发育障碍所致。修补的主要目的是恢复正常吮吸功能和口唇形态。

【术前交接班内容】

(1)全身发育、营养状况。

(2)体温、脉搏、呼吸情况，有无感冒、咳嗽、流涕。

(3)喂养方法(奶瓶、滴管、汤匙)。

(4)局部有无湿疹、疮疖等皮肤病。

【术后交接班内容】

(1)全麻期间有无呕吐，呕吐物的量与性质。

(2)体温、脉搏、呼吸变化，有无感冒、流涕、咳嗽。

(3)伤口有无水肿、渗血、结痂，唇弓固定位置。

(4)患儿双手约束及哭闹情况。

(5)进食方法(滴管、汤匙),睡眠情况。

5. 先天性腭裂 病因及术前交接班内容同唇裂。

【术后交接班内容】

(1)有无全麻反应,呼吸、瞳孔、体温、脉搏、血压变化,唇角有无损伤。

(2)输血、输液情况(输入内容、量,有无反应)。

(3)伤口张力及渗血情况。

(4)腭板位置是否对松弛切口内填塞的碘仿纱条起到保护作用。

(5)保持口腔清洁情况(方法、次数)。

(6)进食情况(进食方法、种类、数量)。

6. 涎腺混合瘤 肿瘤组织可包含上皮、软骨、脂肪、纤维、黏液腺等,又称为混合瘤或多形性腺瘤。是一种良性肿瘤,但有恶变可能。

【术前交接班内容】

(1)肿瘤部位、大小、质地、活动度,边界是否清楚,皮肤有无溃破。

(2)局部有无疼痛,有无面瘫。

(3)全身营养情况和精神状态。

【术后交接班内容】

(1)伤口有无渗血,伤口疼痛和肿胀程度。

(2)引流管放置时间,敷料固定情况。

(3)体温、脉搏、呼吸及血压变化。

(4)面部有无面瘫表现。

7. 舌癌 舌癌是口腔颌面较常见的恶性肿瘤,多数为鳞状细胞癌,好发于舌缘。治疗上采取综合疗法,为了控制肿瘤发展,保存舌的功能,一般先用放疗、化疗,再行原发病灶切除加颈部淋巴结清扫术。

【术前交接班内容】

(1)全身情况(精神与营养状况,饮食情况,脉搏、呼吸、血压变化,心、肺、肝、肾功能情况)。

(2)局部情况(瘤体部位、大小、形态)。

(3)术前准备情况(口腔清洁、备皮、配血),麻醉方式。

(4)患者对手术的心理准备情况。

【术后交接班内容】

(1)全麻清醒前注意呼吸改变(警惕喉水肿)、血压改变(警惕出血性休克)和呕吐(警惕窒息)。

(2)输血、输液情况(有无反应),抗生素应用情况(药名、给药途径、剂量)。

(3)进食情况(禁食时间,进食途径、种类、数量)。

(4)口腔护理方法、时间。

(5)有无并发症。

(6)后期语言训练情况。

(7)心理状态。

附 录

中华人民共和国护士条例

第一章 总 则

第一条 为维护护士的合法权益，规范护理行为，促进护理事业发展，保障医疗安全和人体健康，制定本办法。

第二条 本条例所称护士，是指经执业注册取得护士执业证书，依照本条例规定从事护理活动，履行保护生命、减轻痛苦、增进健康职责的卫生技术人员。

第三条 护士人格尊严、人身安全不受侵犯。护士依法履行职责，受法律保护。全社会应当尊重护士。

第四条 国务院有关部门、县级以上地方人民政府及其有关部门以及乡（镇）人民政府应当采取措施，改善护士的工作条件，保障护士待遇，加强护士队伍建设，促进护理事业健康发展。

国务院有关部门和县级以上地方人民政府应采取措施，鼓励护士到农村、基层医疗卫生机构工作。

第五条 国务院卫生主管部门负责全国的护士监督管理工作。

县级以上地方人民政府卫生主管部门负责本行政区域的护士监督管理工作。

第六条 国务院有关部门对在护理工作中有突出贡献的护士，应当授予全国卫生系统先进工作者荣誉称号或者颁发白求恩奖章，受到表彰、奖励的护士享受省部级劳动模范、先进工作者待遇；对长期从事护理工作的护士应当颁发荣誉证书。具体办法由国务院有关部门制定。

县级以上地方人民政府及其有关部门对本行政区域内做出突出贡献的护士，按照省、自治区、直辖市人民政府的有关规定给予表彰、奖励。

第二章 执业注册

第七条 护士执业，应当经执业注册取得护士执业证书。

申请护士执业注册，应具备下列条件：

（一）具有完全民事行为能力。

（二）在中等职业学校、高等学校完成国务院教育主管部门和国务院卫生主管部门规定的普通全日制 3 年以上的护理、助产专业课程学习，包括在教学、综合医院完成 8 个月以上护理临床实习，并取得相应学历证书。

（三）通过国务院卫生主管部门组织的护士执业资格考试。

（四）符合国务院卫生主管部门规定的健康标准。

护士执业注册申请，应当自通过护士执业资格考试之日起 3 年内提出；逾期提出申请的，除应当具备前款第(一)项、第(二)项和第(四)项规定条件外，还应当在符合国务院卫生主管部门规定条件的医疗卫生机构接受3个月临床护理培训并考核合格。

护士执业资格考试办法由国务院卫生主管部门会同国务院人事部门制定。

第八条 申请护士执业注册的，应当向拟执业地省、自治区、直辖市人民政府卫生主管部门提出申请。收到申请的卫生主管部门应当自收到申请之日起20个工作日内做出决定，对具备本条例规定条件的，准予注册，并发给护士执业证书；对不具备本条例规定的，不予注册，并书面说明理由。

护士执业注册有效期为5年。

第九条 护士在其执业注册有效期内变更执业地点的，应当向拟执业地省、自治区、直辖市人民政府卫生主管部门报告。收到报告的卫生主管部门应当自收到报告之日起7个工作日内为其办理变更手续。护士跨省、自治区、直辖市变更执业地点的，收到报告的卫生主管部门还应当向其原执业地省、自治区、直辖市人民政府卫生主管部门通报。

第十条 护士执业注册有效期届满需要继续执业的，应当向护士执业注册有效期届满前30日向执业地省、自治区、直辖市人民政府卫生主管部门申请延续注册。收到申请的卫生主管部门对具备本条例规定条件的，准予延续，延续执业注册有效期为5年；对不具备本条例规定条件的，不予延续，并书面说明理由。

护士有行政许可证的应当予以注销执业注册情形的，原注册部门应当依照行政许可法的规定注销其执业注册。

第十一条 县级以上地方人民政府卫生主管部门应当建立本行政区域的护士执业良好纪录和不良纪录，并将该纪录记入护士执业信息系统。

护士执业良好纪录包括护士受到的表彰、奖励以及完成政府指令性任务的情况等内容。护士执业不良纪录包括护士因违反本条例以及其他卫生管理法律、法规、规章或者诊疗技术规范的规定受到行政处罚、处分的情况等内容。

第三章　权利和义务

第十二条 护士执业，有按照国家有关规定获取工资报酬、享受福利待遇、参加社会保险的权利。任何单位或者个人不得克扣护士工资，降低或者取消护士福利待遇。

第十三条 护士执业，有获得与其所从事的护理工作相适应的卫生防护、医疗保健服务的权利。从事直接接触有毒有害物质、有感染传染病危险工作的护士，有依照有关法律、行政法规的规定接受职业健康监护的权利；患职业病的，有依照有关法律、行政法规的规定获得赔偿的权利。

第十四条 护士有按照国家有关规定获得与本人业务能力和学术水平相应的专业技术职务、职称的权利；有参加专业培训、从事学术研究和交流、参加行业协会和专业学术团体的权利。

第十五条 护士有获得疾病诊疗、护理相关信息的权利和其他与履行护理职责相关的权利，可以对医疗卫生机构和卫生主管部门的工作提出意见和建议。

第十六条 护士执业，应当遵守法律、法规、规章和诊疗技术规范的规定。

第十七条 护士在执业活动中，发现患者病情危急，应当立即通知医师；在紧急情况下为抢救垂危患者生命，应当先行实施必要的紧急救护。护士发现医嘱违反法律、法规、规章或者诊疗技术规范规定的，应当及时向开具医嘱的医师提出；必要时，应当向该医师所在科室的负责人或者医疗卫生机构负责医疗服务管理的人员报告。

第十八条 护士应当尊重、关心、爱护患者，保护患者的隐私。

第十九条 护士有义务参与公共卫生和疾病预防控制工作。发生自然灾害、公共卫生事件等严重威胁公众生命健康的突发事件，护士应当服从县级以上人民政府卫生主管部门或者所在医疗机构的安排，参加医疗救护。

第四章　医疗卫生机构的职责

第二十条 医疗卫生机构配备护士的数量不低于国务院卫生主管部门规定的护士配备标准。

第二十一条 医疗卫生机构不得允许下列人员在本机构从事诊疗技术规范的护理活动。

(一)未取得护士执业证书的人员。

(二)未按照本条例第九条的规定办理执业地点变更手续的护士。

(三)护士执业注册有效期届满未延续执业注册的护士。

在教学、综合医院进行护理临床实习的人员应当在护士指导下开展有关工作。

第二十二条 医疗卫生机构应当为护士提供卫生防护用品，并采取有效的卫生防护措施和医疗保健措施。

第二十三条 医疗卫生机构应当执行国家有关工资、福利待遇等规定，按照国家有关规定为在本机构从事护理工作的护士足额缴纳社会保险费用，保障护士的合法权益。对在艰苦边远地区工作，或者从事直接接触有毒有害物质、有感染传染病危险工作的护士，所在医疗卫生机构应当按照国家有关规定给予津贴。

第二十四条 医疗卫生机构应当制定、实施本机构护士在职培训计划，并保证护士接受培训。护士培训应当注重新知识、新技术的应用；根据临床专科护理发展和专科护理岗位的需要，开展对护士的专科护理培训。

第二十五条 医疗卫生机构应当按照国务院卫生主管部门的规定，设置专门机构或者配备专(兼)职人员负责护理管理工作。

第二十六条 医疗卫生机构应当建立护士岗位责任制并进行监督检查。护士因不履行职责或者违反职业道德受到投诉的，其所在医疗机构卫生机构应当进行调查。经查证属实的，医疗卫生机构应当对护士作出处理，并将调查处理情况告知投诉人。

第五章　法律责任

第二十七条 卫生主管部门的工作人员未依照本条例规定履行职责，在护士监督管理工作中滥用职权、徇私舞弊，或者与其他失职、渎职行为的，依法给予处分；构成犯罪的，依法追究刑事责任。

第二十八条 医疗卫生机构有下列情形之一的，有县级以上地方人民政府卫生主管部门依据职责分工责令限期改正，给予警告；逾期不改正的，根据国务院卫生主管部门规定的护士配备标准和在医疗机构合法执业的护士数量核减其诊疗科目，或者暂停其6个月以上1年以下执业活动；国家举办的医疗卫生机构有下列情形之一、情节严重的，还应当对负有责任的主管人员和其他直接责任人员依法给予处分：

(一)违反本条例规定，护士的配备数量低于国务院卫生主管部门规定的护士配备标准的。

（二）允许未取得护士执业证书的人员或者允许依照本条例规定办理执业地点变更手续、延续执业注册有效期的护士在本机构从事诊疗技术规范的护理活动的。

第二十九条 医疗卫生机构有下列情形之一的，依照有关法律、行政法规的规定给予处罚；医疗卫生机构有下列情形之一、情节严重的，还应当对负责任的主管人员和其他直接责任人员依法给予处分。

（一）未执行国家有关工资、福利待遇等规定的。

（二）对在本机构从事护理工作的护士，未按照国家有关足额缴纳社会保险费用的。

（三）未为护士提供卫生防护用品，或者未采取有效的卫生防护措施、医疗保健措施的。

（四）对在艰苦边远地区工作，或者从事直接接触有害有毒物质、有感染传染病危险工作的护士，未按照国家有关规定给予津贴的。

第三十条 医疗卫生机构有下列情形之一的，由县级以上地方人民政府卫生主管部门依据职责分工责令限期改正，给予警告：

（一）未制定、实施本机构护士在职培训计划或者未保证护士接受培训的。

（二）未按照本条例规定履行护士管理职责的。

第三十一条 护士在执业活动中有下列情形之一的，由县级以上地方人民政府卫生主管部门依据职责分工责令改正，给予警告；情节严重的，暂停其6个月以上1年以下执业活动，直至由发证部门吊销其护士执业证书：

（一）发现患者病情危急未立即通知医师的。

（二）发现医嘱违反法律、法规、规章或者诊疗技术规范的规定，未依照本条例第十七条的规定提出或者报告的。

（三）泄漏患者隐私的。

（四）发生自然灾害、公共卫生事件等严重威胁公众生命健康的突发事件，不服从安排参加救护的。

护士在执业活动中造成医疗事故的，依照医疗事故处理的有关规定承担法律责任。

第三十二条 护士被吊销执业证书的，自执业证书被吊销之日起2年内不得申请执业注册。

第三十三条 扰乱医疗秩序，阻碍护士依法开展执业活动的，侮辱、威胁、殴打护士，或者有其他侵犯护士合法权益行为的，由公安机关依照治安管理处罚法的规定给予处罚；构成犯罪的，依法追究刑事责任。

第六章 附 则

第三十四条 本条例施行前按国家有关规定已经取得护士执业证书或者护理专业技术职称、从事护理活动的人员，经执业地省、自治区、直辖市人民政府卫生主管部门审核合格，换领护士执业证书。

本条例施行前，尚未达到护士配备标准的医疗机构，应当按照国务院卫生主管部门规定的实施步骤，自本条例施行之日起3年内达到护士配备标准。

第三十五条 本条例自2008年5月12日起施行。

护士执业注册管理办法

第一条 为规范护士执业注册管理，根据《护士条例》，制定本办法。

第二条 护士经执业注册取得《护士执业证书》后，方可按照注册的执业地点从事护理工作。未经执业注册取得《护士执业证书》者，不得从事诊疗技术规范规定的护理活动。

第三条 卫生部负责全国护士执业注册监督管理工作。省、自治区、直辖市人民政府卫生行政部门是护士执业注册的主管部门，负责本行政区域的护士执业注册管理工作。

第四条 省、自治区、直辖市人民政府卫生行政部门结合本行政区域的实际情况，制定护士执业注册工作的具体办法，并报卫生部备案 。国务院有关部门和县级以上地方人民政府应采取措施，鼓励护士到农村、基层医疗卫生机构工作。

第五条 申请护士执业注册，应当具备下列条件：

(一)具有完全民事行为能力。

(二)在中等职业学校、高等学校完成教育部和卫生部规定的普通全日制 3 年以上的护理、助产专业课程学习，包括在教学、综合医院完成 8 个月以上护理临床实习，并取得相应学历证书。

(三)通过卫生主管部门组织的护士执业资格考试。

(四)符合本办法第六条规定的健康标准。

第六条 申请护士执业注册，应当符合下列健康标准：

(一)无精神病史。

(二)无色盲、色弱、双耳听力障碍。

(三)无影响履行护理职责的疾病、残疾或者功能障碍。

第七条 申请护士执业注册，应当提交下列材料：

(一)护士执业注册申请审核表。

(二)申请人身份证明。

(三)申请人学历证书及专业学习中的临床实习证明。

(四)护士执业资格考试成绩合格证明。

(五)省、自治区、直辖市人民政府卫生行政部门指定的医疗机构出具的申请人 6 个月内健康体检证明。

(六)医疗卫生机构拟聘用的相关材料。

第八条 卫生行政部门应当自受理申请之日起 20 个工作日内，对申请人提交的材料进行审核。审核合格的，准予注册，发给《护士执业证书》；对不符合规定条件的，不予注册，并书面说明理由。

《护士执业证书》上应当注明护士姓名、性别、出生日期等个人信息及证书编号、注册日期和执业地点。

《护士执业证书》由卫生部统一印制。

第九条 护士执业注册申请，应当自通过护士执业资格考试之日起3年内提出；逾期提出申请的，除本办法第七条规定的材料外，还应当提交在省、自治区、直辖市人民政府卫生部门规定的教学、综合医院接受3个月临床护理培训并考核合格的证明。

第十条 护士执业注册有效期为5年。护士执业注册有效期届满需要继续执业的，应当在有效期届满前30日，向原注册部门申请延续注册。

第十一条 护士申请延续注册，应当提交下列材料：

(一)护士延续注册申请审核表。

(二)申请人的《护士执业证书》。

(三)省、自治区、直辖市人民政府卫生行政部门指定的医疗机构出具的申请人6个月内健康体检证明。

第十二条 注册部门自受理延续注册申请之日20日内进行审核。审核不合格的，不予延续注册。

第十三条 有下列情形之一的，不予延续注册：

(一)不符合本办法第六条规定的健康标准的。

(二)被处暂停执业活动处罚期限未满的。

第十四条 医疗卫生机构可以为本机构聘用的护士集体申请办理护士执业注册和延续注册。

第十五条 有下列情形之一的，拟在医疗卫生机构执业时，应当重新申请注册：

(一)注册有效期届满未延续注册的。

(二)受吊销《护士执业证书》处罚，自吊销之日起满2年的。

重新申请注册的，按照本办法第七条的规定提交材料；中断护士执业活动超过3年的，还应当提交省、自治区、直辖市人民政府卫生行政部门规定的教学、综合医院接受3个月临床护理培训并考核合格的证明。

第十六条 护士在其执业注册有效期内变更执业地点等注册项目，应当办理变更注册。但承担卫生行政部门交办或者批准的任务以及履行医疗卫生机构职责的护理活动，包括经医疗卫生机构批准的进修、学术交流等除外。

第十七条 护士在其执业注册有效期内变更执业地点的，应当向拟执业注册主管部门报告，并提交下列材料：

(一)护士变更注册申请审核表。

(二)申请人的《护士执业证书》。

护士跨省、自治区、直辖市变更执业地点的，收到报告的注册部门还应当向其原执业注册部门通报。省、自治区、直辖市人民政府卫生行政部门应当通过护士执业注册信息系统，为护士变更注册提供便利。

第十八条 护士执业注册后有下列情形之一的，原注册部门办理注销执业注册：

(一)注册有效期届满未延续注册。

(二)受吊销《护士执业证书》处罚。

(三)护士死亡或者丧失民事行为能力。

第十九条 卫生行政部门实施护士执业注册，有下列情形之一的，由其上级卫生行政部门或者监察机关责令改正，对直接负责的主管人员或者其他直接责任人员依法给予行政处分：

（一）对不符合护士执业注册条件者准予护士执业注册的。

（二）对符合护士执业注册条件者不予护士执业注册的。

第二十条 护士执业注册申请人隐瞒有关情况或者提供虚假材料申请护士执业注册的，卫生行政部门不予受理或者不予护士执业注册，并给予警告；已经注册的，应当撤销注册。

第二十一条 在内地完成护理、助产专业学习的香港、澳门特别行政区及台湾地区人员，符合本办法第五条、第六条、第七条规定的，可以申请护士执业注册。

第二十二条 计划生育技术服务机构护士的执业注册管理适用本办法的规定。

第二十三条 本办法下列用语的含义：

教学医院，是指与中等职业学校、高等学校有承担护理临床实习任务的合同关系，并能够按照护理临床实习教学计划完成教学任务的医院。

综合医院，是指依照《医疗机构管理条例》、《医疗机构基本标准》的规定，符合综合医院基本标准的医院。

第二十四条 本办法自 2008 年 5 月 12 日起施行。

其他相关法规，是指《民法通则》《消费者权益保护法》《消毒法》。

护理文书中有关的字与词

易写错的字和词(括号内为不宜用者)

安装(按装)	大疱(大泡)	白细胞(白血球)	耽搁(担搁)
瘢痕(疤痕)	胆总管(总胆管)	瓣膜(办膜)	蛋白(旦白)
帮助(邦助)	锻炼(煅练)	报道(报导)	紫绀(发绀、青紫)
暴发(爆发)	发热(发烧)	扁桃体(扁桃腺)	烦躁(烦燥)
部分(部份)	辨证施治(辨症施治)	妨碍(防碍)	部署(部属,布署)
附睾(副睾)	参与(参予)	超声(超音)	反映意见(反应意见)
水肿(浮肿)	肺源性(肺原性)	断尽或体层(分层)	辐射(幅射)
禁忌证(禁忌症)	覆盖(复盖)	浸润(侵润)	副作用(付作用)
咯血(喀血)	傅氏(付氏)	抗原(抗元)	抗结核药(抗痨药)
枸杞子(构杞子)	蜡烛(腊烛)	骨骼(骨胳)	腊月(蜡月)
红细胞(红血球)	蓝色(兰色)	呼吸机(呼吸器)	厉害(励害)

淋巴结(淋巴腺)	呼吸窘迫综合征(呼吸困难综合征,休克肺,湿肺)
滤过(沪过)	蔓延(漫延)
实验室检查(化验室检查)	美蓝(美兰)
黄芩(黄苓)	脑神经(颅神经)
继发(续发)	皮质(皮层)
溶解(溶介)	去甲肾上腺素(正肾上腺素)
结核瘤(结核球)	解剖(介剖)
神经元(神经原)	圆形(园形)
肾上腺受体(肾上腺能受体)	荧光(莹光、萤光)
食管(食道)	噪声(噪音)
征象(症象,征候)	嗜碱粒细胞(嗜碱性粒细胞)
嗜酸粒细胞(嗜酸性粒细胞)	参考值或正常参考值(正常值)
适应证(适应症)	中性粒细胞(嗜中性粒细胞)

自身免疫(自家免疫)	组胺(组织胺)	调整(调正)
松弛(松驰)	石蜡油(石腊油)	碳酸(炭酸)
青霉素(青梅素)	糖原(糖元)	度冷丁(杜冷丁)
图像(图象)	耐药性(抗药性)	糜烂(靡烂)
碱类(硷类)	阿司匹林(阿斯匹林)	手术切口(手术伤口)
无效腔(死腔)	人工流产(人流)	相片(象片)
X 线(X 光)	相机(象机)	血红蛋白(血色素)
注射器(空针,针管)	莫菲滴管(小壶)	静脉滴注(滴流)
注射(打针,扎针)	基础护理(基护)	护理研究(护研)

护士常用英语词汇

1. 医嘱和处方常用词类英文缩写

aa　各	a. c　饭前	ad　加	Aq　水
Aq. dest　蒸馏水	Amp　安瓿	a. m　上午	b. i. d　每日 2 次
cm　厘米	co　复方	caps　胶囊	Ext　浸膏
Fld　液	g　克	Garg　含漱剂	gtt　滴
H　皮下注射	h. s　睡前	h. r　小时	h. t　高
id　皮内注射	im　肌内注射	inj　注射剂	IU　国际单位
i. v　静脉注射	iv. drip　静脉滴注	Ib　磅	kg　千克
km　千米	Liq　液体	Lot　洗剂	m　米
mg　毫克	ml　毫升	mm　毫米	Ung　软膏
12m. n　午夜 12 时正	12n　中午 12 时正	mixt　合剂	No　个数
oz　两	%　百分比	p. c　饭后	pil　丸剂
p. o　口服	pulv　粉剂	p. r. n　待用	p. m　下午
q. d　每日 1 次	q. m　每晨 1 次	q. n　每晚 1 次	q. h　每小时 1 次
q. 4. h　每 4 小时 1 次	q. i. d　每日 4 次	Rep　重复	st　即刻
Sig　标明服用方法	sol　溶液	s. o. s　必要时	syr　糖浆剂
Tr　酊剂	Tab　片剂	t. i. d　每日 3 次	U　单位

2. 医疗常用词英文缩写

A2　主动脉第二音	A. D　右耳	A. S　左耳
A. P　前后位	B. M. R　基础代谢	B. P　血压
B. T　输血	B. S　呼吸音	C. C. U　冠心病监护室
C. D　换药	Diag　诊断	D. M　舒张期杂音
D&C　刮宫	EEG　脑电图	ECG　心电图
GE　全身检查	G. I　胃十二指肠钡餐检查	Imp　印象
I. C. U　加强监护病房	I&D　切开引流	IVP　静脉肾盂造影
Lab　实验室	Lat　侧位	LP　腰穿
LOA　左枕前	OPD　门诊部	OP　手术
OR　手术室	OD　右眼	OS　左眼
OU　两眼	Obliq　斜位	O. T　旧结核菌素
P2　动脉第二音	PA　后前位	PE　体检
RCU　呼吸系统监护室	ROA　右枕位	SM　收缩期杂音
TB　结核	Wt　体重	T. P. R　体温、脉搏、呼吸

3. 病室常用护理用具

adhesive plaster 橡皮膏　alcohol burner 酒精灯　bandage 绷带
bath towel 浴巾　bed brush 床刷　bed-pan 便盆
bedside table 床头柜　blanket 毯子　catheter 导尿管
catheterization set 导尿包　chair 椅子　cotton ball 棉球
cotton stick 棉签　diaper 尿布　difibrillator 除颤器
drainage tube 引流管　dressing 敷料　wheel chai 轮椅
electrocardiograph 心电图机　enema can 灌肠筒　flash-light 电筒
forceps 钳子　funnel 漏斗　gastric tube 胃管
gauze 纱布　gown 工作服　mattress 垫子
hot water bottle 热水瓶　ice bag 冰袋　kidney basin 弯盆
mask 口罩　medicine cup 药杯　needle 针头
medicine cupboard 药柜　oxygen tank 氧气筒　oxygen tube 氧气管
pillow 枕头　pillow case 枕套　rectaltube 肛管
refrigerator 冰箱　rsand bag 沙袋　rubber gloves 橡皮手套
screen 屏风　sheet 被单　sink 污水池
soap 肥皂　sphygmomanometer 血压计
sputum cup 痰杯　stethoscope 听诊器　thermometer 体温计
three channels tube 三腔管　tongue depressor 压舌板　tourniquet 止血带
towel 毛巾　ultravioiet lamp 紫外线灯　urinal 尿壶

4. 医院科室名称

hospital 医院　department of surgery 外科
department of obstetrics and gynecology 妇产科
department of pediatrics 儿科　department of opthalmogy 眼科
department of otorhinnplaryngology 耳鼻喉科
department of stomatology 口腔科　department of dermatology 皮肤科
department of Chinese traditional medicine 中医科
department of radiology 放射科　department of physiotherapy 理疗科
laboratory 检验室　inforation desk 问讯处
registration office 挂号处　waiting room 候诊室
out—patient department 门诊部　department of emergency 急诊科
in—Patient department 住院部　admission office 住院处
ward 病室　department of interal medicinc 内科
dressing room 换药室　diet preparation room 配餐室　utensil room 杂用室
store room 库房　toiletroom 厕所　pharmacy 药房
department of rehabilitation 康复室
blood bank 血库　supply room 供应室　therapeutic room 治疗室
operation room 手术室　injection room 注射室　bath room 浴室
mortuary 太平间